癌研
模式

癌症标准手术图解

Cancer Surgery Standards
Operative Style of Cancer Institute Hospital, Japan

肝 癌

〔日〕山口俊晴　〔日〕斋浦明夫　**主编**
丁光辉　项灿宏　**主译**
董家鸿　**主审**

U0239907

北京科学技术出版社

GANKEN STYLE GAN NO HYOUJUN SHUJUTSU KANGAN© Edited by AKIO SAIURA
2014 MEDICAL VIEW CO., LTD. All rights reserved.
Originally published in Japan in 2014 by MEDICAL VIEW CO., LTD.
Chinese (Simplified Character only)translation rights arranged with MEDICAL VIEW CO., LTD. through TOHAN
CORPORATION, TOKYO.

著作权合同登记号：图字 01-2017-5576 号

图书在版编目 (CIP) 数据

　　癌症标准手术图解·肝癌 /（日）山口俊晴，（日）斋浦明夫主编；丁光辉, 项灿宏
主译. —北京：北京科学技术出版社，2019.6（2021.9 重印）
　　ISBN 978-7-5304-9839-2

　　Ⅰ.①癌… 　Ⅱ.①山…②斋…③丁…④项… 　Ⅲ.①肝癌 – 外科手术 – 图解
Ⅳ.①R730.56-64

　　中国版本图书馆 CIP 数据核字（2018）第 213938 号

责任编辑：刘瑞敏　张真真
责任校对：贾　荣
责任印制：吕　越
封面设计：申　彪
出 版 人：曾庆宇
出版发行：北京科学技术出版社
社　　址：北京西直门南大街 16 号
邮政编码：100035
电话传真：0086-10-66135495（总编室）　　　　0086-10-66113227（发行部）
网　　址：www.bkydw.cn
印　　刷：北京宝隆世纪印刷有限公司
开　　本：710 mm × 1000 mm　1/16
字　　数：220 千字
印　　张：14.75
版　　次：2019 年 6 月第 1 版
印　　次：2021 年 9 月第 2 次印刷
ISBN 978-7-5304-9839-2

定　　价：148.00 元

译者名单

主　译　丁光辉　项灿宏
译　者　（按姓氏笔画排序）

丁光辉　中国人民解放军海军军医大学第三附属医院（东方肝胆外科医院）

丁志文　中国人民解放军海军军医大学第三附属医院（东方肝胆外科医院）

王　良　清华大学附属北京清华长庚医院

王学栋　清华大学附属北京清华长庚医院

公　磊　清华大学附属北京清华长庚医院

汤　睿　清华大学附属北京清华长庚医院

李　楠　中国人民解放军海军军医大学第三附属医院（东方肝胆外科医院）

李巧梅　中国人民解放军海军军医大学第三附属医院（东方肝胆外科医院）

辛海贝　中国人民解放军海军军医大学第三附属医院（东方肝胆外科医院）

张存圳　中国人民解放军海军军医大学第三附属医院（东方肝胆外科医院）

张敏峰　中国人民解放军海军军医大学第三附属医院（东方肝胆外科医院）

项灿宏　清华大学附属北京清华长庚医院

审校者名单

主　审　董家鸿
校阅者　（按姓氏笔画排序）

马作红　辽宁省肿瘤医院

王　崑　北京大学肿瘤医院

王宏光　中国人民解放军总医院

王剑明　华中科技大学同济医学院附属同济医院

王槐志　中国人民解放军陆军军医大学第一附属医院

尹大龙　中国科学技术大学附属第一医院（安徽省立医院）

邓侠兴　上海交通大学医学院附属瑞金医院
邓新生　涿州市医院
石　军　清华大学附属北京清华长庚医院
卢　倩　清华大学附属北京清华长庚医院
田孝东　北京大学第一医院
田明亮　内蒙古科技大学包头医学院第一附属医院
冯晓彬　清华大学附属北京清华长庚医院
成　伟　湖南省人民医院
毕新宇　中国医学科学院肿瘤医院
刘　哲　中国人民解放军总医院
闫　军　清华大学附属北京清华长庚医院
江　勇　常州市第一人民医院
汤　地　中山大学附属第七医院
杨世忠　清华大学附属北京清华长庚医院
李大江　中国人民解放军陆军军医大学第一附属医院
李可洲　四川大学华西医院
宋天强　天津医科大学肿瘤医院
张　彤　中山大学附属第三医院
张传海　安徽省立医院
张克明　北京大学国际医院
张起帆　南方医科大学南方医院
陈　伟　苏州大学附属第二医院
邰　升　哈尔滨医科大学附属第二医院
金　钢　中国人民解放军海军军医大学第一附属医院（上海长海医院）
周保国　哈尔滨医科大学附属第一医院
赵艳军　清华大学附属北京清华长庚医院
洪智贤　中国人民解放军总医院第五医学中心
耿智敏　西安交通大学第一附属医院
徐庆详　南京大学医学院附属鼓楼医院
殷保兵　复旦大学附属华山医院
董永红　山西省人民医院
韩东冬　清华大学附属北京清华长庚医院
锁　涛　复旦大学附属中山医院
程　石　首都医科大学附属北京天坛医院
程张军　东南大学附属中大医院
曾建平　清华大学附属北京清华长庚医院
潘　奇　复旦大学附属肿瘤医院
魏昌伟　首都医科大学附属北京朝阳医院

主审简介

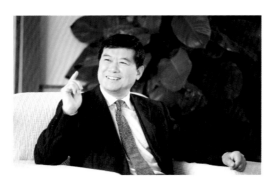

董家鸿，中国工程院院士，医学博士，清华大学教授，主任医师，博士生导师，北京清华长庚医院首任执行院长，清华大学精准医学研究院院长，清华大学临床医学院院长。

董家鸿院士是国际著名肝胆外科专家和肝脏移植专家，在国际上首次提出"精准外科"新理念，创立了精准肝胆外科范式，提高了肝脏肿瘤、胆道肿瘤、肝胆管结石、肝内胆管扩张、终末期肝胆疾病等复杂肝胆疾病的外科治疗效果并扩大了外科治疗的应用范围，惠及数千万肝胆病患。"精准外科"理念已被广泛应用于胰腺外科、神经外科、脊柱外科、整形外科、介入治疗科等诸多临床专科领域，促进了当代外科理念和范式的革新。以第一作者或通信作者发表SCI论文87篇，主持制定11部行业指南，主编出版专著5部。主持国家科技支撑计划等项目16项；以第一完成人获国家科技进步二等奖1项和省部级科技进步一等奖3项，以合作完成人获国家科技进步一等奖1项。鉴于其对当代外科发展的引领性贡献，董家鸿院士被评选为法国国家外科科学院外籍院士、美国外科医师学会和欧洲外科学会的荣誉会士。

主译简介

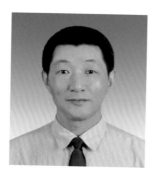

丁光辉，医学博士，中国人民解放军海军军医大学第三附属医院（东方肝胆外科医院）副主任医师。师从吴孟超院士、陈汉教授、王红阳院士，掌握英语、日语、德语。在吴孟超院士的直接指导下完成了肝、胆、胰腺疾病基础理论的系统学习和严格的外科训练，跟随吴孟超院士从事肝胆外科临床工作，擅长肝、胆、胰腺肿瘤的诊断和治疗，推崇以手术切除为主的综合治疗方案，积极倡导精准肝切除术，对胆道肿瘤主张合并肝切除的根治性手术。曾在美国纽约纪念斯隆－凯特琳癌症中心（Memorial Sloan-Kettering Cancer Center）和西奈山医院（Mount Sinai Hospital）进修肝胆外科和肝移植，学习肝、胆、胰腺肿瘤的多学科协作治疗。曾参与翻译《要点与盲点：肝脏外科（第2版）》《要点与盲点：胆道外科（第2版）》《要点与盲点：胰脾外科》。

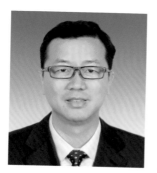

项灿宏，医学博士，清华大学附属北京清华长庚医院主任医师。曾先后赴东京大学及名古屋大学研修，分别师从世界肝脏外科和胆道外科的权威 Masatoshi Makuuchi 教授和 Yuji Nimura 教授。回国后在我国肝胆外科领军人物董家鸿院士的指导下完成大量疑难复杂手术，擅长以肝门部胆管癌为代表的复杂肝、胆、胰腺疾病的精准外科治疗，相关手术视频获得美刀全国总决赛第一名（2016年）和中华外科金手指奖一等奖（2018年）。主要研究方向包括肝门部胆管癌的外科治疗、肝脏的解剖性切除、肝脏储备功能的评估和肿瘤标志物的研究，相关研究成果曾获解放军总医院医疗成果奖一等奖和中华外科青年学者奖二等奖。曾参与翻译《要点与盲点：肝脏外科（第2版）》《要点与盲点：胆道外科（第2版）》《要点与盲点：胰脾外科》。现担任中华医学会外科学分会胆道外科学组委员、中国医师协会胆道外科医师委员会青年委员、中国医疗保健国际交流促进会肝脏肿瘤分会青年委员会副主任委员、《中华消化外科杂志》通信编委、《中华外科杂志》和《临床肝胆病杂志》审稿专家等诸多学术职务。

译者序

8 年前，"要点与盲点"肝胆胰脾系列丛书翻译出版时，恩师董家鸿院士认为这是一件对中国肝胆胰外科有意义的工作，于是欣然以《呼唤精准外科时代的到来》为题作序。后来，此系列丛书的热销证实了恩师的判断。对我而言，这是一种安慰，也是一种解脱，因为翻译真是一件"为伊消得人憔悴"的工作。

这次北京科学技术出版社的编辑张真真女士拿着这套"癌症标准手术图解"肝胆胰系列找到我时，起初我是犹豫的，但是仔细翻阅原著并征询了学长丁光辉教授的意见后，我决定再努力一次。

一是深感推广肿瘤标准化手术的必要性。在日常工作中，我接触了很多因为初次手术不规范而寻求再次手术的肿瘤患者，对此我感到甚为遗憾。同时，不规范的手术也给手术效果的比较及相应的临床研究造成很大的困难。而此系列丛书作者所在的癌研有明医院是亚洲排名第一的肿瘤医院，同时也是现代肿瘤外科标准治疗的发源地。相信此系列丛书的翻译和出版对国内肝胆外科同仁的技术的提高和手术标准的制定不无裨益。

二是感恩癌研有明医院诸多教授对我的关照。我最早接触的日本外科学者便是曾任癌研有明医院外科部长的高桥孝教授。感谢中日友好医院姚力老师的推荐，我在北京、东京和千叶多次陪高桥孝教授出行、手术，深为其精湛的技艺和敬业的精神所折服。在后来的学习和工作中，我又得到癌研有明医院出身的名古屋大学的 Nimura 教授、Nagino 教授和东京大学的 Kokudo 教授等师长的悉心指导。遗憾的是，数年前高桥孝教授已然仙逝，此系列丛书的翻译和出版也作为对高桥孝教授的一种追念吧！

三是此系列丛书的翻译得到国内同仁的鼎力相助。此系列丛书的翻译是在董家鸿院士的亲切指导下，在南北两家肝胆中心（东方肝胆外科医院和清华大学附属北京清华长庚医院）的青年才俊的辅助下完成的，尤其是作为共同主译的丁光辉教授付出了极大的心血。丁教授是吴孟超院士的高足，不仅学识渊博，而且极为勤奋严谨，是我学习的榜样。此外，中国研究型医院学会肝胆胰外科专业委员会和中国医疗保健国际交流促进会肝脏肿瘤分会青年委员会的很多专家对本系列丛书的翻译提出了许多宝贵意见。我院肝胆胰中心的赵文萍、严哲、郝华嫒等承担了大量事务性工作。同时,我也十分感谢积极推动此系列丛书出版的张真真编辑、刘瑞敏编辑及其同仁。

恩师董家鸿院士率先倡导的精准外科理念已得到国内外学者的广泛认同,而精准外科的一个重要内容是手术操作的标准化。希望此系列丛书能够同"要点与盲点"系列丛书一样,助力广大同仁提高技术,更好地造福广大患者,作为译者的我便也"衣带渐宽终不悔"了。

清华大学附属北京清华长庚医院

项灿宏

2018 年 9 月于北京天通苑

写在本书出版发行之际

一方面,标准手术不是一成不变的,而是随着医学的进步不断变化的。另一方面,手术基本原则的相关内容应该保留,这些内容在短期内不会有大的改变。

日本有关癌症手术的一些基本原则是从 20 世纪 60 年代开始,以癌研有明医院外科的梶谷镮教授为代表,通过许多先辈的努力确立的。从单纯切除病灶开始,到合并系统性淋巴结清扫——根治性切除概念的普及,这些观念的改变很大程度上提高了手术疗效。之后,学者们试图进一步扩大清扫和切除的范围,但手术疗效都没有明显提高,而这似乎暗示了作为局部治疗方法的外科手术的极限。现在我们已明确认识到,癌症一旦有一定程度的扩散,就早已不是局部疾病了,应该按全身疾病来处理。最具代表性的就是乳腺癌的保乳手术,从流行术后整形、保留功能的手术方式也可看出这一点。另外,随着抗癌新药的开发和放射治疗方法的进步,癌症治疗的原则也在一点点地改变。

大概从 2000 年起,学界以各学会或研讨会为中心,收集整理了癌症治疗的一些基本原则,并以《癌症治疗指南》的形式出现。在日本,最初是日本胃癌学会出版发行的《胃癌治疗指南》,随后各个肿瘤的治疗指南也相继公开出版。本套丛书所讲述的肿瘤外科治疗原则,基本上也延续了这些指南的内容。

手术时必须明确局部解剖和病变的范围。目前影像学检查(如 X 线、CT、MRI、超声等)的水平有了飞跃发展,外科医生在术前可更加精细地了解血管走行和肿瘤范围,进一步加深局部解剖的知识。另外,腹腔镜手术时医生可获得新的、放大了的视野,因此腹腔镜下局部解剖应该发展成为一个新的专科。总之,腹腔镜显示的精细局部解剖与常规手术时直视下所显露的完全不同,这也说明仅具备直视手术所需的解剖学知识是不够的。

本书是在掌握了常规手术解剖和腹腔镜下解剖知识的外科医生与绘画师的团结合作下完成的。因此,书中的图片所显示的不是单纯的形态,而是基于癌症手术原则上的最新局部解剖的再现。对执笔者和绘画师的努力,本人在此表示由衷的敬意。

2005 年癌研所搬迁至有明医院时,工作人员从仓库中发现了 20 世纪 60 年代梶谷镮教授的手术胶卷。虽然当时的电刀和缝合线都显得陈旧,但其中显示的梶谷镮教授施行癌症根治术的原则和我们现在的手术没有什么区别,对此我们都很诧异。

　　这套"癌症标准手术图解"丛书简单明了地显示了基于癌症外科手术原则的、变化不大的标准手术。我们确信,对学习癌症手术的医生来说,本套丛书至少在 10 年内仍有参考价值。

癌研有明医院

山口俊晴

2014 年 1 月

序

　　日本外科医生对肝切除技术的发展做出很大贡献,从本庄一夫教授施行了世界上首例规则性右半肝切除开始,到幕内雅敏教授开发应用术中B超施行规则性肝段切除,以及高崎健教授倡导的肝外Glisson鞘一并处理方法等。在此基础上,许多日本外科前辈确立了肝切除的基本手术技术。目前,如果能够控制术中出血,不但是专科医院,大多数医院都可安全施行肝切除术。

　　但是,相比其他消化道手术而言,肝切除的手术例数少,且有致命的术中大出血等危险性。导致并发症的大部分原因是没有彻底理解安全肝切除的基本要求。要做到安全肝切除,最重要的是控制术中出血和正确理解肝脏解剖。这就要求从肝切除手术的基本做起,如展开和保持良好的术野、肝门阻断下离断肝实质等。若熟练掌握了肝切除的基本技术,多数肝癌是可切除的。

　　来到癌研有明医院肝胆胰外科研修的年轻医生,一般是毕业后5~10年的有消化道外科或一般外科的研修经历的医生。《癌症标准手术图解·肝癌》一书是根据该院日常的手术方法编写的,是在指导年轻主刀医生施行肝切除的过程中,逐一说明那些通用、无异议、易理解的关键点。肝离断时使用的器械可能有细微不同,但肝切除术中重要的步骤应该是一样的。

　　本书章节清楚,各章独立成篇,可逐章阅读。对肝脏外科专科医生来说,术前也可只阅读相关章节,将预定手术在脑海中预演一遍。另外,多看看插图,留在脑海中的印象所传递的信息就越多。血管走行或术者的预判就是影响术者电刀、血管钳分离方向和强度的那些因素,这些东西在术中照片上是显示不出来的,也是"看不见的"。我觉得肝切除术中的大部分意外情况就是对这种"看不见的"因素估计不足而引起的。

　　要广泛普及安全肝切除术,这样每个医生就可以救治更多的患者,我衷心希望本书可助大家一臂之力。

斋浦明夫

2014 年 1 月

目录

I. 总论

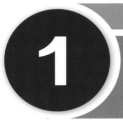

肝切除的术前处理

JR 东京综合医院消化外科　竹村信行

　　肝细胞癌大多发生在合并肝炎病毒感染（HBV、HCV）或非酒精性脂肪性肝炎（non-alcoholic steatohepatitis，NASH）背景病变的肝脏中，因此多数患者伴有慢性肝功能损伤或肝硬化。另外，对转移性肝癌来说，近年来由于化疗的普及，多数患者在术前都或多或少做过化疗，化疗可能引起肝损伤。因此，要安全地施行肝切除术，必须考虑到肝脏背景病变可能合并肝功能损伤，了解其发生机制，并行适当的术前处理。

　　本节讲述癌研有明医院有关肝切除手术的术前评估和术前处理。

术前检查项目

■ 有关肝炎病毒

HBsAg、HBsAb、HCVAb

　　肝癌患者应常规行 HBV、HCV 病毒学检查。若是肝细胞癌患者还应检测 HBV-DNA。另外，转移性肝癌患者肝切除术后一般都需化疗，化疗有时可引起 HBV 复燃，所以也应检测 HBcAb。

■ 血生化、凝血功能等一般化验检查

血常规（含白细胞分类）、TP、Alb、T-Bil、D-Bil、ALP、γ-GTP、LDH、ChE、T-cho、BUN、Cre、eGFR、PT、PT-INR、APTT、Fib

　　术前至少还应检测 BNP 一次，作为参考值。另外，肝硬化患者术前还应检测Ⅳ型胶原、透明质酸、血氨。

■ 糖耐量检查

FBS、HbA1c、尿糖

　　肝硬化患者的 HbA1c 检测值一般偏低，因此，还应检测糖化白蛋白（glycated albumin，GA）。

■ 营养学指标

前白蛋白、转铁蛋白、视黄醇结合蛋白（RBP）、淋巴细胞计数。

■ 肿瘤标志物

AFP、PIVKA-Ⅱ、CEA、CA19-9。肝细胞癌患者还应检测 AFP 异质体（AFP-L3）。

术语解说

ICG-R15 和 ICGK

静脉注射 ICG 后，血液中 ICG 的消除曲线在半对数图上表现为一直线，可分为两段：上方急剧下降的部分是分布相，对应于肝脏摄取 ICG；下方稍平缓的部分是排泄相，对应于 ICG 从肝细胞向胆汁中的排泄。

肝硬化患者的 ICG 消除过程有障碍，表现为在分布相上肝脏从血液中摄取 ICG 的能力下降。静脉注射 ICG 后 20~30 分钟才开始从分布相向排泄相转换，因此，从给药后 15 分钟血 ICG 浓度计算出的 ICGK 就相当于分布相的消除率。

假设 1kg 体重含有效循环血量 50ml，以 0.5mg/kg 的负荷量注射 ICG 时，那么注射后即刻血 ICG 初始浓度应该为 100mg/ml。因此，ICG-R15（%）即是注射后 15 分钟血 ICG 浓度与初始浓度的比值（%）。

实际有效循环血量与假定的有效循环血量是不一致的。因此，给药后多次抽血测定 ICG 浓度就可计算出 ICG 的初始浓度[1]。

■ 肝功能检查

■ ICG-R15（ICG 15 分钟／血滞留率）、ICGK（ICG 15 分钟／血消除率）
■ 肝细胞膜去唾液酸糖蛋白受体结合性核素扫描（Tc-GSA）

在癌研有明医院，凡拟肝切除的患者术前除了检测 ICG 外，都加做 Tc-GSA 检查。其结果以 15 分钟后的肝脏摄取指数（LHL15）和心脏 GSA 清除率（HH15）来表示。LHL15=L15/（L15+H15），其中 L15 和 H15 分别代表静脉注射 3mg（5mCi）Tc-GSA 15 分钟时测得的肝区和心区放射活性。HH15 以心区放射活性代表全血中 GSA 含量变化。另外，虽然还处在研究阶段，在核素扫描图上，肝脏曲线的凸性指数也是评估肝功能的一个良好指标[2]（图 I-1-1，I-1-2）。

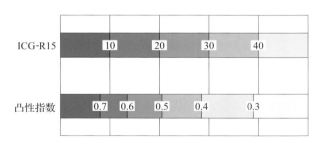

图 I-1-1 凸性指数和 ICG 换算表

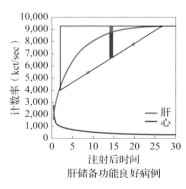

肝储备功能良好病例

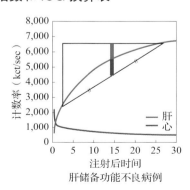

肝储备功能不良病例

图 I-1-2 凸性指数计数方法

即凸面部分的线段比：红／（红＋蓝），亦即（$L_{(15)} \times 2 - L_{(27)} - L_{(3)}$）/（$L_{(27)} - L_{(3)}$）

■ 影像学检查

■ CT

只要没有碘过敏或肾功能损伤,所有患者术前都应做增强 CT。癌研有明医院拥有 3D 图像分析系统 SYNAPSE VINCENT®,可以显示并计算门静脉各级分支的灌流区域、肝静脉各级分支的引流区域和残肝体积。除此之外,复杂肝切除前为了正确把握肿瘤和血管之间的关系,还应行 3D 血管图像重建。这对转移性肝癌特别重要,因为大多数转移性肝癌都表现为多发肿瘤,或者是肿瘤邻近主要血管,这就需动态扫描上腹部,获得清晰门静脉期图像以便 3D 重建。另外,同时还应行胸部 CT 检查,排除肺转移。

■ MRI

若无禁忌,肝癌患者术前需行 EOB-MRI 检查,评估肝内多发病灶。若肾功能不正常,可选择对肾功能无影响的 SPIO-MRI。

■ 腹部超声及超声造影检查

所有患者术前应做腹部超声及超声造影检查,我们用 Sonazoid® 造影剂。

■ PET

大肠癌以外的转移性肝癌,或者大肠癌肝转移合并肿瘤标志物显著升高者,可行 PET-CT 检查以排除其他远处转移。

■ 其他

若术前发现有胆管扩张,还应增加各种胆道检查（MRCP、DIC-CT 及 ERCP）。

术前处理

1 肝硬化患者的术前处理

肝硬化患者因门静脉高压而致肠系膜静脉内血流淤滞,加上因腹水和低白蛋白血症导致有效血容量减少,从而引起继发性醛固酮增多症,造成钠潴留,进一步引起水潴留。因此,术前 3 日,可对应 ICG 结果给予抗醛固酮利尿剂螺内酯（安体舒通,Aldoctone）,或醛固酮拮抗剂烯睾丙酸钾（Soldactone）。肾功能不全或高龄患者慎防脱水,应密切观察。

螺内酯 /Soldactone 术前给药量

ICG-R15	ICG-R15<10%	螺内酯 25mg 或 Soldactone 100mg/d
	10% ≤ ICG-R15<30%	螺内酯 50mg 或 Soldactone 200mg/d
	30% ≤ ICG-R15<40%	螺内酯 75mg 或 Soldactone 300mg/d
	ICG-R15 ≥ 40%	螺内酯 100mg 或 Soldactone 400mg/d

另外,肝硬化患者入院后常规给予杜密克（乳果糖口服溶液）。乳果糖可酸化肠道,从而抑制产氨菌群的繁殖。另外,乳果糖可致腹泻,亦起到抑

制氨吸收的作用。

2 门静脉高压、脾功能亢进患者的处理

■ 食管下段 – 胃底静脉曲张

①上消化道内镜检查发现患者的静脉曲张在 F2 以上,但 R–C 征阴性,应行内镜下治疗[内镜下曲张静脉套扎术(EVL)和(或)硬化剂注射(EIS)],2 周后复查胃镜,确认病情改善后方可行肝切除术。若病情无改善,应先行 Hassab 手术(脾切除 + 食管下段 – 胃底周围血管离断)[3]。

②若患者的静脉曲张在 F2 以上且 R–C 征阳性,应先行球囊导管闭塞下逆行性曲张静脉栓塞术(balloon–occluded retrograde transvenous obliteration,BRTO)或 Hassab 术。

■ 脾功能亢进

术前血小板低于 50×10^9/L 的患者,肝切除时可同时切除脾脏。目前已知脾切除除了可增加血小板数量之外,还可减少对红细胞的破坏,可使血清胆红素降低。血小板数量严重减少($<30 \times 10^9$/L)或需完全切除右半肝者可分期手术,一般是脾切除后 2~4 周再行肝切除术[4]。另外,为了预防脾切除术后凶险性感染(overwhelming postsplenectomy infection,OPSI),术前应接种肺炎球菌疫苗[5]。

3 糖尿病的处理

肝硬化患者可合并肝源性糖尿病,即对胰岛素不敏感。合并严重糖尿病者应尽早入院,开始胰岛素注射治疗。控制目标如下:尿糖小于 5g/d,空腹血糖小于 8.3mmol/L,HbA1c<7.0%,尿酮体阴性。另外,长期患糖尿病者或 HbA1c>8.0%、血糖控制不良的患者多伴有心血管并发症,术前应请心内科会诊,评估手术风险。

4 术前转氨酶升高患者的处理

术前 AST、ALT 超过 100IU/L 时,应尽早入院,安静休息,并给予保肝治疗如复方甘草酸苷注射液(美能®)。转氨酶没有降至 100IU/L 以下,就不能手术。对合并转氨酶升高的、未治疗的 HBV 患者,要请肝脏内科会诊,商量是否给予恩替卡韦抗病毒治疗。

5 合生元(Synbiotics)

合生元是指益生菌和益生元的混合物。所谓益生菌就是肠道内对人体健康有益的那一类细菌,如乳酸杆菌、双歧杆菌和益生链球菌等。所谓益生元就是可促进益生菌繁殖的那一类物质,如 FOS、GOS 等,都是不被人体消化吸收的大分子代谢物。有报道称,肝硬化患者服用合生元可降低血氨[6],胆管癌患者服用后可减少并发症的发生[7]。癌研有明医院的做法是,术前大

约 2 周开始补充肠内营养剂 GFO®（谷氨酰胺、纤维和低聚糖的混合物）和米雅（酪酸梭状芽孢杆菌，*Clostridium butyricum*）。

6 呼吸训练

　　合并肺功能减退的患者应从住院前就开始使用器具锻炼呼吸功能。不能戒烟者也不能手术！

参考文献

［1］今村　宏ほか：肝切除における術前手術適応の判定における ICG R15 測定の意義. 胆と膵 2004；25(4)：187-193.

［2］Miki K, et al: Index of convexity: a novel liver function index using Tc-GSA scintigraphy. World J Gastroenterol; 2013; 19(1): 92-96.

［3］Hassab MA: Gastroesophageal decongestion and splenectomy. A method of prevention and treatment of bleeding from esophageal varices associated with bilharzial hepatic fibrosis: Preliminary report. J Int Coll Surg 1964; 41: 232-248.

［4］竹村信行ほか：肝硬変合併肝癌切除時の術前脾摘の有用性. 臨床外科 2009；64(4)：447-552.

［5］Okabayashi T, et al: Overwhelming postsplenectomy infection syndrome in adults-a clinically prevebtable disease. World J Gastroenterol 2008; 14: 176-179.

［6］Lui Q, et al: Synbiotic modulation of gut flora: effect on minimal hepatic encephalopathy in patients with cirrhosis. Hepatology 2004; 39(5): 1441-1449.

［7］Kanazawa H, et al: Synbiotics reduce postoperative infectious complications: a randomized controlled trial in biliary cancer patients undergoing hepatectomy. Langenbecks Arch Surg 2005; 390(2): 104-113.

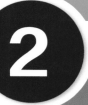

术前计算机模拟肝切除

癌研有明医院消化中心外科　**小野嘉大**

影像导航肝切除术

肝内脉管走行非常复杂。目前,超声、CT、MRI 所显示的都是 2D 平面图像,术者只能在大脑中才能将 2D 平面图像转换成 3D 立体图像。因此,术前可在 2D 平面图像确认门静脉、肝静脉的走行以及肿瘤具体位置,在 3D 立体图像上描出近似的草图,并行模拟肝切除术。要想理解复杂的肝内脉管构造,必须具备充分的解剖学知识和临床经验,毫无手术经验的人常有"肝切除是高难度手术"的印象。另外,在合并肝硬化患者中行肝切除或在转移性肝癌患者中行大量肝切除时,术前必须准确把握肝功能和肝体积。目前,可在 CT 或 MRI 的系列断层图像上计算出各区域的面积,求和即为肝体积,但此法非常复杂、费时。

近年来通过开发 3D 图像处理软件,术前可用 MDCT 数据重建 3D 立体图像,使直视下模拟肝切除很方便,也使测定肝体积很容易。另外,2012 年修订了诊疗报销规定,增加了影像导航支援手术这一项,规定肝癌、肝内胆管癌以及活体肝移植供体手术时,肝切除的影像导航费用纳入医保。因此,在可开展复杂肝切除手术的那些医院,3D 模拟手术是个不可或缺的工具。

术前 3D 模拟肝切除的意义

癌研有明医院自 2011 年引进 3D 图像分析系统 SYNAPSE VINCENT® 后,所有肝切除的病例术前都行 3D 图像重建。

术前模拟肝切除时,可标记出门静脉的灌流区域和肝静脉的引流区域,根据标记范围可自动设定切肝线,而且还可计算出预定的残肝体积。总之,术前模拟在解剖性肝切除和复杂肝切除时有重要作用。

癌研有明医院应用模拟肝切除,首先确认预留残肝体积,然后辨别哪支 Glisson 分支应该保留,或者是哪支肝静脉分支应该重建。以下以实例介绍癌研有明医院有关 SYNAPSE VINCENT® 系统的具体使用方法。

1 解剖性肝切除

对肝细胞癌、合并门静脉侵犯的肝内胆管细胞癌以及转移性肝癌等拟行解剖性肝切除时,SYNAPSE VINCENT® 系统可标记出包含了肿瘤的门静脉分支的灌流区域,并可计算出残肝体积。

　　图 I–2–1 病例示肿瘤为肝细胞癌,位于 S7,直径约 3cm。选择 P7 根部为切断点,即可推定包含了肿瘤的完整 S7 段切离线以及肝切除量。另外,还可模拟右后叶切除,或进一步切除由 S8 腹侧(背侧)门静脉支所支配的区域等,均可取得较为准确的结果。

2 复杂肝切除

　　转移性肝癌合并多发病灶时,要想全部切除,手术就显得复杂了。术前仔细模拟,可设定每个肿瘤的离断线。

　　图 I–2–2 病例示乙状结肠癌合并多发肝转移,转移灶遍布两半肝所有肝段,共计 35 个,诊断为 "初始不可切除"(initially unresectable)病例。化疗后(FOLFOX+Pmab,7 个疗程)提示部分缓解,重新评估后示切除可能,诊断为可切除病例。

A:S7直径3cm的肝细胞癌　　　B:SYNAPSE VINCENT®　　C:选择P7为切断点,计算其
　　　　　　　　　　　　　　　　　模拟图像　　　　　　　　灌流区域的体积

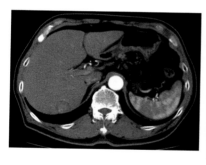 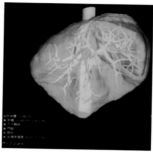 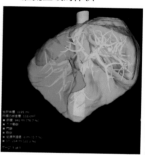

D:术中标记的切肝线(穿刺P7,注射造影剂Sonozoid)　　E:离断肝实质后,残肝断面上显露的肝右静脉

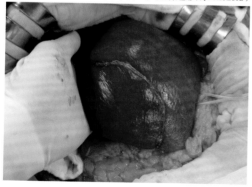 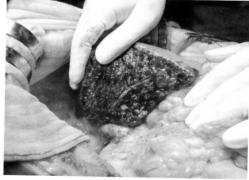

图 I–2–1　解剖性 S7 切除

术中超声造影染色(Sonozoid®)显示的切肝线与术前模拟的基本一致

A：化疗前，肿瘤侵犯肝右静脉

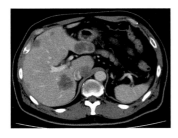

B：化疗后，肿瘤明显缩小，但肝右静脉根部仍有少许浸润

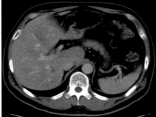

C：肿瘤评估表，红色表示术前图像上不是十分清楚的病灶

D：术前模拟图像，右侧观

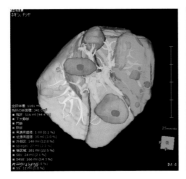

E：术前模拟图像，脏面观

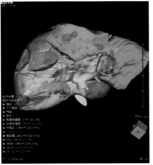

F：显示肝右静脉引流区域，残肝体积只占28%

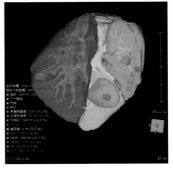

G：右后叶切除后的残肝断面，右后叶切除+肝右静脉重建（肝圆韧带补片法）

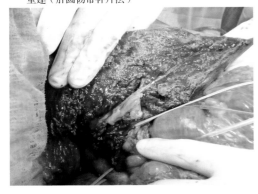

H：左外叶切除后的残肝断面（同一病例）

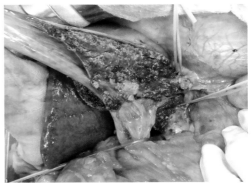

图I-2-2 肿瘤包裹肝右静脉，若切除肝右静脉，无淤血残肝体积只剩28%，因此要考虑肝右静脉重建

　　术前通过模拟,预定行左外叶切除 + 右后叶切除 + 左尾状叶切除(Spiegel 叶切除)+4 处局部切除,共计 7 处切除。化疗前的图像显示占据 S7/8 的肿瘤包裹了肝右静脉,化疗后肿瘤虽然明显缩小,但肝右静脉根部还是受到肿瘤侵犯,必须合并切除。测得 ICG-R15 为 8.4%,提示肝功能良好,但若切除肝右静脉,无淤血残肝体积只占 28%(与全肝体积之比),必须重建肝右静脉(肝圆韧带补片法)。

　　众所周知,肝组织在淤血状态下所具备的功能要比无淤血时差[1]。因此,在实际手术中有可能需要合并切除肝静脉时,就要在门静脉灌流区域内减去须切除的肝静脉分支的引流区域,算得无淤血的残肝体积,再结合肝功能情况,判断肝静脉重建是否必要[2]。

结语

　　3D 图像模拟肝切除时,可显示肝内错综复杂的管道结构,即使是裸眼观察也易于理解肝内解剖,因此术前模拟近似实际的肝切除。特别是在施行解剖性肝切除或高难度肝切除时,3D 图像模拟可进一步提高手术安全性。3D 图像模拟已纳入医保,这对有志成为肝脏外科医生的年轻医生的培养发挥了很大作用,3D 图像模拟也是施行肝切除术的外科医生必备的一项技术。

参考文献

[1] Kawaguchi Y, et al: Portal uptake function in veno-occlusive regions evaluated by real-time fluorescent imaging using indocyanine green. J Hepatol 2013; 58: 247-253.

[2] Mise Y, et al: Venous reconstruction based on virtual liver resection to avoid congestion in the liver remnant. Br J Surg 2011; 98: 1742-1751.

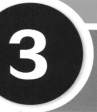

3 肝切除术的麻醉

癌研有明医院麻醉科　**大里彰二郎**

术前评估

- 合并肝功能损害的患者常伴随凝血功能异常、白蛋白降低和血小板减少。术前要明确肝功能损害的程度、能否行硬膜外穿刺置管,为术中麻醉管理提供参考。还要考虑到因肺内分流增加、大量腹水导致功能残气量减少而引起的血红蛋白氧合能力下降,因此要行动脉血气检查。
- 术中因限制补液、肝门阻断或意外大出血等可引起循环状态的剧烈变动。因此,对有缺血性心脏病风险因素的患者,术前应行心电图运动负荷试验。
- 合并肝功能损害患者的麻醉安全域很窄,麻醉前管理应仔细,尽早处理并发症。

术中管理

1 麻醉

- 通常施行全麻 + 硬膜外麻醉。但对伴有凝血功能异常和血小板减少的患者,不能行硬膜外麻醉,以免因硬膜外血肿而致脊髓损伤。
- 也有人认为,若血小板在 50×10^9/L 左右,发生硬膜外血肿的风险低。但是,肝切除肯定会一过性地加重凝血功能障碍[1],因此,术后镇痛不应固执于硬膜外途径。若血小板在 100×10^9/L 以上,硬膜外麻醉是安全的。
- 关于麻醉维持期用药,吸入性麻醉剂也好,丙泊酚(Propofol)也好,对肝功能的影响没有大的区别。但是,七氟烷(Sevoflurane)在经过预处理的肝门阻断中,可减轻肝脏缺血 – 再灌注损伤[2]。因此,七氟烷可能优于丙泊酚。
- 应用局麻药的硬膜外麻醉可扩张体内容量血管,引起体内血液转移和血流淤滞,导致经门静脉的入肝血流量减少,因此,在切肝时最好不用。雷米芬太尼(Remifentanil)不但镇痛效果好,而且还避免了因刺激交感神经引起肝动脉收缩而致的肝动脉血流量降低。

2 监护

- 必须穿刺动脉,直接监测动脉压。因为中心静脉导管有感染等风险,所以留置中心静脉导管只限于合并缺血性心脏病、心功能减退或估计有术中大出血的患者。

● FloTrac/Vigileo 传感器系统可连续监测心输出量和每搏量，对循环管理非常有用。PreSep 中心静脉导管可监测中心静脉血氧饱和度，对高危患者特别适用。

● 即使患者的肝脏是正常的，肝切除术后的苏醒时间比其他腹部手术后的苏醒时间也明显延长[3]。为了避免过多给予麻醉药或肌松剂，可应用脑电双频指数监护仪（BIS）和肌松监测仪。

3 循环管理

● 既要维持肝脏血流量，又要降低中心静脉压（CVP），二者同样重要。CVP 控制在 $5cmH_2O$ 以下，可明显减少术中出血[4]。限制输液能有效地将 CVP 控制在 $5cmH_2O$ 以下，但是，在快速出血时或者是在游离肝脏时哪怕轻轻压迫了下腔静脉，也可引起血压显著下降，从而特别容易导致肝脏血流量减少。所以，术中麻醉医生也应密切观察手术野，与术者保持良好的沟通，迅速处理以上各种突发情况。

● 术中降低 CVP 无疑是很重要的，但不应以牺牲心输出量为代价。肝脏血流量占心输出量的 25%，心输出量下降可直接导致肝脏血流量的减少，所以，要根据 FloTrac/Vigileo 监测结果，及时调整输液速度或给予升压药。

● 压力波的 A 线表示每搏量或末梢血管阻力，反映的是前负荷状态。因此，在限制输液时，监测 A 线很重要。

● α 受体兴奋时，肝动脉收缩；β 受体兴奋时，肝动脉舒张。β 受体兴奋剂虽然可舒张肝动脉，但亦可导致血压下降。严重的低血压反而破坏了肝脏自身调节血流量的机制——肝动脉缓冲效应，结果导致肝脏血流量进一步减少。因此，在严重低血压、末梢血管阻抗低下时，也可适量应用 α 受体激动剂将血压维持在正常范围。

● 术中阻断肝门可引起肝脏缺血－再灌注损伤。为了减轻损伤，阻断前可给予氢化可的松（Hydrocortisone）100mg[5]，同时在解除阻断的 5 分钟间隔时间内，应快速提升血压，维持充分的肝动脉血流量。在这 5 分钟的间隔期间内，低血压状态不能置之不理。另外，还应注意有无空气栓塞。肝切除术后，应充分补液，维持稳定的血压以保证充足的肝脏血流量。

● 输血可使胆红素上升，加重肝脏负担，因此要慎重判断。计算的术中失血量还包括腹水和淋巴，不能补以等量的浓缩红细胞悬液。一般血红蛋白浓度（HGB）<70~80g/L 才有输血指征。但对老年患者或合并缺血性心脏病的患者，输血指征应放宽。

4 呼吸管理

● 过度通气可减少肝脏血流量,应避免。另外,气道压力升高可使 CVP 上升,因此,在切肝时应减少单次通气量,避免采用 PEEP 通气模式。但是,这可导致术后肺不张,因此切肝结束后,应增加单次通气量并采用 PEEP 通气模式。

● 术中自主呼吸也是引起空气栓塞的一个诱因,因此,应在监测下应用肌松剂,保证肌松完全。

结语

肝切除是在负责药物代谢的肝脏上直接添加侵袭的手术,因此,要慎重使用麻醉药物和维持肝脏血流量。

为了减少术中出血,可限制输液量,但这可使因术中操作引起的血压下降急速加重。若此时还伴有快速出血,则可进一步加重病情。

为了对术中各种意外迅速做出处理,外科医生和麻醉医生保持良好的沟通是十分重要的。

参考文献

[1] Matot I, et al: Epidural anesthesia and analgesia in liver resection. Anesth Analg 2002; 95: 1179-1181.

[2] Beck-Schimmer B, et al: A randomized controlled trial on pharmacological preconditioning in liver surgery using a volatile anesthetic. Ann Surg 2008; 248(6): 909-908.

[3] 村田文子ほか:セボフルレン吸入麻酔管理における肝切除術施行後の麻酔覚醒についての検討. 麻酔 2007; 56(6); 650-656.

[4] Jones RM, et al: Central venous pressure and its effect on blood loss during liver resection. Br J Surg 1998; 85: 1058-1060.

[5] Torzilli G, et al: No-mortality liver resection for hepatocellular carcinoma in cirrhotic and noncirrhotic patients: is there a way？ A prospective analysis of our approach. Arch Surg 1999; 134(9): 984-992.

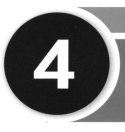

4 肝切除的术后处理

东京大学医学部附属医院肝胆胰外科　吉冈龙二

日本的肝细胞癌多发生在合并肝炎病毒感染或伴有肝损害的肝脏中。在此类背景病变中行肝切除,日本医生经验丰富,许多医院的医生都熟练掌握了安全肝切除的术后处理。此外,转移性肝癌(主要是大肠癌肝转移)的术后处理无须太多的注意,因为背景肝是正常的。

然而近年来,大肠癌肝转移的化疗都在 FOLFOX 或 FOLFIRI 方案中加上几个疗程的靶向药物,这可引起肝损伤,而且在这样的肝脏中行肝切除术有增多趋势。因此,其术后处理也应该和肝细胞癌一样,必须高度重视。一般来说,上述化疗方案超过 10 个疗程时,就要特别注意了。

手术当天

术后开医嘱之前,应明确术中出血量、尿量、胃液引流量、术中输液和术中输血量,从而算出液体出入量。

按此公式计算:[(输液量 + 输血量)- 出血量 - 尿量]÷(体重 × 手术时间),若计算值在 5ml/(kg·h),说明补液已充分。

基本输液

1 1日总量(含等渗白蛋白制品、抗生素等)

每日补液量可按下表计算。

正常肝脏	50ml/(kg·d)
合并慢性肝炎	45ml/(kg·d)
合并肝硬化	40ml/(kg·d)

实际上,从手术第 2 天开始,有的患者就可以经口饮水了。因此,静脉点滴量要比计算的量稍微少点,然后根据摄入量和尿量,适当调整补液量。

手术日 补液要点	合并肝损害时,实际补液量要比预定补液量少点,然后根据尿量适当补充,这样易于调整。

2 营养

为了术后肝再生顺利,必须补充充足的热量。现在癌研有明医院的临床路径是:术后第 1 天早晨即开始饮水和服药,术后第 3 天早晨开始进食。几乎所有的患者都可尽早经口摄食,静脉补液如下:术后第 1 天至术后第 2 天,补充维生素 B_1、糖、电解质、氨基酸,总液量 2000ml/d;术后第 3 天总液量减至 1000ml/d;通常是术后第 4 天以后停止静脉补液。

■ **因合并肝损害,术后恢复延迟,不能尽早经口摄食时**

① 可插入经鼻空肠营养管行肠内营养。一般来说,开始给予量 400ml/d（50ml/h）,根据有无腹泻及其次数酌情增减。在给予肠内营养的同时,也可给予整肠剂和合生元。

② 穿刺中心静脉插管行完全肠外营养（TPN）。每日葡萄糖的补给量根据肝功能情况有所不同:肝功能良好者开始以 0.15g/（kg·h）补给,肝功能差者以 0.1g/（kg·h）补给。然后大约每天以 0.05g/（kg·h）的速度递增至 0.25g/（kg·h）。

③ 能量补充途径:按①经口途径→②肠内途径→③静脉途径的先后顺序选择。

3 补充氨基酸（Aminoleban®,安命利补注射液；或 Moriamin-S®,复方氨基酸液）

■ **术中输注了大量新鲜冰冻血浆（FFP）的患者或血氨偏高的患者**

① 若需 10 单位 FFP,应以 400~500ml 分次输注。

② FFP 或红细胞悬液中都含有枸橼酸盐,而枸橼酸盐需在肝内转化成 CO_2 及 H_2O,并形成碳酸氢盐,使血液中的 HCO_3^- 含量增加,引起碱中毒。

③ 根据碱剩余（BE）的变化调整用量。

④ 若按凝血酶原活动度（PTA）$\leq$ 40% 才用 FFP 的规定,那么实际上补充的 FFP 都是不必要的。

4 钾

① 手术当天容易出现高钾血症,要注意。

② 术后因肝再生的需要,术后 2~3 天可出现低钾血症。癌研有明医院术后常规补钾,维持血钾在 4.5~5.0mmol/L。

5 抑酸（PPI）

手术当天静脉给药 1 次,术后第 2 天早晨即可开始经口服药。不能经口服药时,继续静脉给药。

6 利尿剂

■ 利尿剂的用量

	10% 以下	→	Soldactone 100mg/d
	10% ∽	→	200mg/d
ICG-R15	20% ∽	→	200mg/d
	30% ∽	→	300mg/d
	40% ∽	→	400mg/d

螺内酯用量为 Soldactone 用量的 1/4,即 100mg Soldactone ≈ 25mg 螺内酯。

　　癌研有明医院按上述剂量从入院当天（术前 2 天）开始口服螺内酯,手术当天早晨也服药。术后从第 2 天早晨开始接着服药,因此,我们通常无须静脉给予 Soldactone。

7 多巴胺（Dopamine）

　　不必常规使用。为了利尿、增加肝肾血流,也可应用 3γ [1γ =1 μ g/（kg·min）] 左右的小剂量多巴胺,但必须注意多巴胺的强制性利尿作用。

8 糖皮质激素

　　对肝脏缺血 – 再灌注损伤,术后 3 天可给予水溶性氢化可的松。

手术当天	术后第 1 天	术后第 2 天	术后第 3 天
200mg*	100mg	100mg	100mg

* 手术当天的 200mg 包括术中肝门阻断前的 100mg 和手术当天夜里追加的 100mg。

9 抗生素

　　原则上使用头孢唑啉（Cefazolin）,1g Bid,至术后第 3 天（含手术当天）。若并发术后感染,根据细菌培养和药敏结果,选择适当的敏感抗生素。

● 每 6~8 小时检测血糖 1 次,适量使用胰岛素。若需多次皮下注射胰岛素时,也可改为微泵持续静脉推注。

● 尿量较少时,应根据以下几点综合评估:①水和电解质平衡;② CVP;③尿比重;④尿渗透压;⑤末梢静脉充盈情况和有无口渴;⑥床边超声观察下腔静脉直径。并及时处理:

　　a. 补充细胞外液或等渗白蛋白制剂;

　　b. 给予 3γ [1γ =1 μ g/（kg·min）]的多巴胺;

　　c. 补液试验,快速滴注生理盐水 500ml 或平衡液 500ml 后,静脉推注（静推）呋塞米 5mg。

10 术后处理应达到的目标

TP	术前水平，或 5.5g/L
Alb	术前水平，或 3.0g/L
K	4.5~5.0mmol/L
Ht	20% 以上（原则上，Ht 达到 20% 就不得再输红细胞悬液）
尿量	1000~1500ml/L

术后 2~3 天

- 反映肝功能不全的指标有 T–Bil、Alb、PT–INR、NH_3。其中特别重要的是 T–Bil，通常是术后第 1 天达峰值，然后逐渐下降。
- 原则上，Ht 达到 20% 就不得再输红细胞悬液。
- 经口摄取：给予的热量

　　术后第 2 天　　　可饮水

　　术后 1~2 天　　　可饮水、果汁

　　术后第 3 天　　　流质 1 日

　　术后尽早经口摄食时，无须静脉滴注高能量液体。而且，经口摄食可增加门静脉血流量，也有利于肝再生。

■ 腹水、胸腔积液及水肿的处理

- 胸腔引流管：引流量少于 200ml/d 时，即可拔除，通常是在术后第 2 天的早晨。
- 胸腔积液可引起肺不张和发热，应行床边胸片或 B 超检查。

■ 胸腔穿刺

　　胸腔积液合并：①持续炎症反应或反复炎症反应；②发热；③呼吸道症状时，应行胸腔穿刺。

- 在超声引导下或超声定位后，局麻下以 23G 带侧孔穿刺针，注射器缓慢抽出胸腔积液。
- 合并凝血功能异常者，可留置颈静脉导管引流。

术后第 3 天以后

1 引流管

- 无感染和胆汁漏时，术后 2~3 天即可拔除。有时引流管的头端顶住了膈肌，可引起出血或心律失常，术后应行床边 X 线检查，此时可将引流管稍稍拔出一点。

- 注意引流液的量和性状！胆汁漏有时迟至术后 1 周以后才有明显表现。拔管前应测定引流液中的 T-Bil,若 T-Bil 大于 85 μ mol/L,可能并发胆汁漏。
- 引流液变浑浊时,要考虑合并了感染。应该改成开放式,方便冲洗或引流。肝切除同时施行了胆管 – 空肠吻合术时,肝断面常因污染的胆汁发生感染,此时拔除引流管要特别慎重。

2 饮水后即可口服用药

■ 抑酸(PPI)

常规口服用药。不能经口服药时,静脉给药。

■ 利尿剂

- 常规使用螺内酯,根据尿量增减用药量。另外,螺内酯的利尿效果因人而异,一边监测体重、Hb、血钾、血钠,一边调整剂量。

若肝脏是正常的,则术后无须使用呋塞米。若患者术后 5~7 天体重较术前增加 2~3kg 以上时,可使用呋塞米 2~3 天。

- 反映术后体内水是过多还是不足,最好的观察指标就是体重。
- 根据临床经验,1mg 呋塞米恰好相当于 2mg 的螺内酯。术后体重应维持在标准体重 ± 1kg。

■ 注意事项

- 持续发热时,应考虑以下几点：
  ①有无切口感染；
  ②检测 WBC 和 CRP；
  ③注意引流液的性状(细菌培养 + 药敏)；
  ④检查有无胸腔积液(超声、胸片)；
  ⑤腹腔内脓肿形成(超声、CT)；
  ⑥血培养；
  ⑦合并脾切除时,还应想到脾切除术后无明显原因的发热。
- Ht、Hb 急剧变化时：
  ①出血；
  ②脱水。
- T-Bil 上升时：
  ①肝功能不全；
  ②感染；
  ③脱水。

3 心律失常、呼吸困难

①检查有无脱水(漏腹水)；
②胸片(胸腔积液、肺不张、肺炎等)。

- 引流液呈胆汁样时,应化验其中的 T–Bil,并和血 T–Bil 比较。通常引流液 T–Bil<85.5 μ mol/L 时,可拔除引流管。
- 术后 2~3 天,体内水、电解质大都处于平衡状态,之后,第三间隙的水开始 重吸收。一般来说,在肝功能低下的患者中,水开始重吸收的时间会延 迟。因此,当患者突然出现术后前几天未见的心律失常时要注意,不得过 度补充液体,以防引起心肺功能不全!

术后化验及检查

手术第 2 天应行抽血,查血常规、生化指标和凝血功能,应常规拍胸片 和腹部平片。

术后第 1、2、4、7 天抽血,术后第 1、4、7 天行胸腹 X 线检查。

1 生化检查

必须检查项目:TP、Alb、T–Bil、BUN、Na、K、Cl、ALP、GGT、GOT、GPT、Cre、PT
相对需要项目:NH₃、ChE

2 尿液检查

在很难处理水、电解质平衡的患者中,尿液检查非常有用。一般检查常 规项目即可,但也别忘了尿电解质和尿渗透压。

3 引流液检查

术后 1~3 天检测一次引流液中的 T–Bil。若 T–Bil<85.5 μ mol/L,通常应 在此期间拔除引流管。若合并胆汁漏需长期留置引流管时,应定期复查引 流液的 T–Bil。

术后第 2 天常规行引流液细菌培养。若需长期留置引流管,应至少每 周进行 1 次细菌培养。

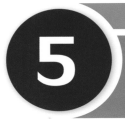

5 门静脉分支栓塞术

癌研有明医院消化中心肝胆胰外科　**井上阳介**

目前,门静脉分支栓塞术(portal vein embolization,PVE)已成为大量切肝时为了避免术后肝衰竭不可或缺的一项术前处置。掌握 PVE 技术要有一个学习和练习的过程,而且必须具备相关设备。凡能进行正规肝胆胰外科手术的医院都能完成 PVE。因此,PVE 不光在日本,在世界上都广为流行。

PVE 的目的是:使肿瘤所在肝叶的非癌肝实质萎缩,使术后预定的残存肝实质代偿性增大,这样就可减轻肝切除后残肝的代谢负荷[1]。另外,PVE 可事先引起残肝侧门静脉压升高,这也可减轻大量切肝后一过性的门静脉高压及其并发症(食管下段 – 胃底静脉曲张、大量腹水形成)。但是,有关这个作用的客观评价还未见报道。

本节讨论 PVE 的大致步骤及癌研有明医院施行 PVE 的要点。

适应证

- 主要适用于需切除右半肝等肝实质切除范围过大的患者。癌研有明医院根据术前 CT 计算的肝体积及肝功能(ICG–R15)来决定是否需要 PVE(图 I–5–1)。
- 应用 SYNAPSE VINCENT® 软件,计算肝脏各部分体积(图 I–5–2)。

对应各种预定术式,可方便、快速计算出各部分体积,如:

单纯右半肝切除(S5+S6+S7+S8+S1 的腔静脉旁部,图 I–5–2A);

因胆道肿瘤等施行的扩大右半肝切除(S5+S6+S7+S8+S1+S4a,图 I–5–2B);

右三叶切除(图 I–5–2C)。

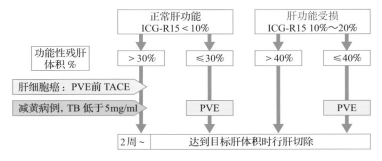

图 I–5–1 癌研有明医院 PVE 选择流程

TACE– 肝脏肿瘤经动脉化疗栓塞

A：右半肝切除（S5+S6+S7+S8+S1 的腔静脉旁部）　B：扩大右半肝切除（S5+S6+S7+ S8+S1+S4a）　C：右三叶切除

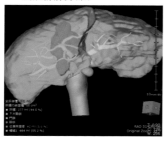 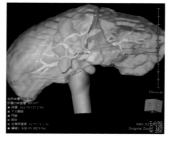 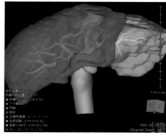

图 I-5-2 肝切除术前用 SYNAPSE VINCENT® 软件预测肝体积

可预测切除体积、残肝体积、残肝体积比、肝断面面积

● 主要根据 ICG-R15 结果来评估肝功能，同时也参考 GSA 核素扫描结果。近年来，在化疗后伴有肝损害患者中施行的肝切除术有所增加。ICG-R15 本来是用于评估合并慢性病变肝脏的功能，用来评估化疗后的肝功能，有多少可信度还没有得到验证。另外，合并黄疸时，以 ICG-R15 来评价肝功能，其标准又不一样。因此，可以说 PVE 的适应证还没有明确规定，因为同时合并的肝脏病变性质不同，评估肝功能的指标也不尽相同。

● 近年来，有报道术前以 EOB-MR 检查[2]、肝脏弹性测定[3,4]代替 ICG 来评估肝功能。我们期待着一个明确的方案，通过组合这些检查和检验，多角度、正确地评估肝功能。

1 癌研有明医院标准

在正常肝脏的患者中（ICG-R15<10%），预定的功能残肝体积/非癌肝体积大于 30% 是安全手术的必要条件。

在合并肝损害的患者中（ICG-R15 10%~20%），预定的功能残肝体积/非癌肝体积小于 40% 时，术前应行 PVE。若患者的 ICG-R15>20%，不论预定的功能残肝体积/非癌肝体积是多少，应先行 PVE，再次 CT 检查计算肝各部分体积，综合肝脏合成功能等各项指标，慎重决定是否有肝切除的适应证。

根据肝功能损害程度及算得的肝体积，即使是左外叶切除或肝段切除也需 PVE。

另外，PVE 效果不佳时，可追加预定切除侧经导管动脉栓塞术（transcatheter arterial embolization，TAE）。

胆管癌或胆囊癌拟行肝胰十二指肠切除术（hepatopancreatoduodenectomy，HPD）时，由于：①大多数患者术前合并黄疸，都需减黄处置；②非癌肝实质切除过大（几乎都得行右半肝切除）；③多数患者需合并施行腹腔淋巴结清扫、胆肠吻合或胰肠吻合，为了确保手术安全，即使达到了上述标准，原则上所有患者术前也应一律行 PVE。

● 对肝细胞癌患者来说,应先行 TACE。这样可以预防由肝细胞癌导致的 A-P 分流,更重要的是,可阻断 PVE 后的肝动脉缓冲效应(arterial buffer response,ABR)。ABR 可致栓塞侧肝脏肝动脉血流增加,可导致肿瘤急速生长增大[5,6]。

手术技术

早期的 PVE 需在全麻下在右下腹做一小切口,经回结肠静脉途径完成(transiliocolic portal vein embolization,TIPE)。之后才有报道经皮肝穿 PVE(percutaneous transhepatic portal vein embolization,PTPE)。

PTPE 又分 2 种途径:穿刺保留侧门静脉的对侧法(contralateral approach)和穿刺待切除侧门静脉的同侧法(ipsilateral approach)[7]。由于损伤小、易实施,近年来 PTPE 颇受青睐。而且最理想的 PVE 应该是同侧法,因为是在待切除的肝实质内完成操作,不影响保留侧肝脏。

与 TIPE 及 PTPE 对侧法都不同,PTPE 同侧法在穿刺进入门静脉分支后要逆向插管。因此,必须具备熟练的操作技术,同时需选择易于操作的门静脉分支来穿刺(通常选择右前叶门静脉分支)。

最初是应用三腔气囊导管行逆行性栓塞(图 I-5-3A)。之后认为用气囊闭塞血管中枢侧,通过导管鞘注入栓塞物同样可行(图 I-5-3B)。但是,这两种方法最主要的特点是,只能注入液体栓塞剂,如无水酒精、明胶海绵颗粒等,不能选择性地留置弹簧圈。

1 癌研有明医院的方法

本院使用带气囊的导管。此导管可在门静脉腔内反转,因此可顺行性栓塞穿刺区域(图 I-5-3C),亦可在栓塞穿刺区域的分支中留置弹簧圈。

● **栓塞物**:明胶海绵、无水酒精,必要时可追加相应的弹簧圈。

● **栓塞位置**:为了不妨碍手术时分离和切断门静脉,栓塞的位置应该在所需范围内尽可能地靠近末梢。这样就要逐个栓塞共干的分支(图 I-5-4)。即使这样,仍可发生栓塞物脱离、附着的血栓延伸至血管中枢侧。因此,术前要行增强 CT、术中可用超声明确栓塞物的具体位置。必要时可先阻断其中枢侧,直接切开血管,除去栓塞物,再切断门静脉,保证残留断端安全闭锁。

● **出血时的处理**:PVE 后拔除导管,穿刺针道出血罕见。我们在穿刺针道内留置弹簧圈以期止血(图 I-5-5)。

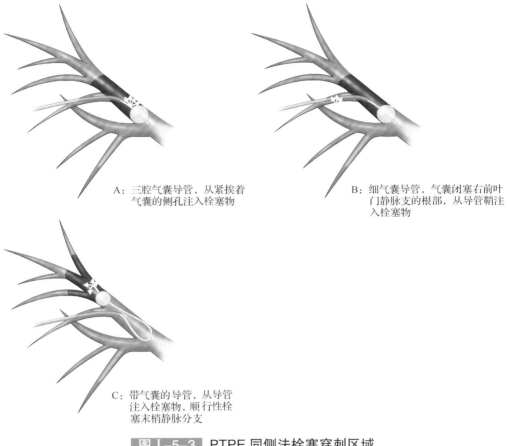

A：三腔气囊导管，从紧挨着气囊的侧孔注入栓塞物

B：细气囊导管，气囊闭塞右前叶门静脉支的根部，从导管鞘注入栓塞物

C：带气囊的导管，从导管注入栓塞物，顺行性栓塞末梢静脉分支

图Ⅰ-5-3　PTPE 同侧法栓塞穿刺区域

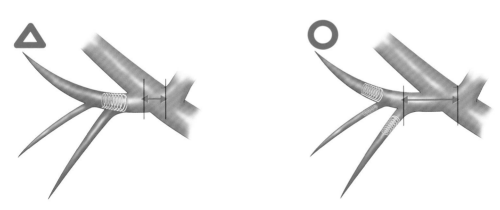

图Ⅰ-5-4　栓塞时的注意点

与预定保留的对侧门静脉支要保持一定距离，这样手术时在肝叶 / 段 Glisson 鞘根部一并处理很方便。若分支靠近主干发出，最好逐支栓塞

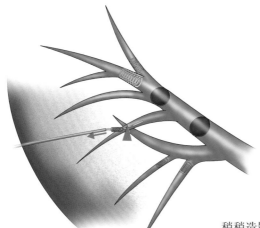

图 I-5-5 拔出导管鞘时

稍稍造影后,缓慢地将导管鞘退至血管与肝实质交界处,留置弹簧圈 1 枚(红箭头)便能可靠止血

2 PVE 后

- 术后第 2 天起,反复行超声检查,明确肝周有无积血,并观察肝内血流情况(保留侧的门静脉血流、栓塞侧门静脉有无再通、栓塞部位的血栓有无延伸至中枢侧或对侧门静脉)。
- PVE 后 2 周行肝脏增强 CT 检查,计算各部分体积。若残肝达到了所需的体积,则准备手术;若残肝再生不完全,观察 1~2 周后,再重新行增强 CT 检查、评估。

结语

本节讲解了肝切除前 PVE 的概要及我们医院施行 PVE 的具体方法。PVE 是为了顺利进行安全肝切除而附加的一个主要方法。值得提醒的是,PVE 本身对肿瘤没有治疗作用,而且还有不少的患者在 PVE 后的等待过程中因肿瘤进展而失去手术切除的机会。因此,必须注意:不能随便地将一切都依赖于 PVE,要明确主病灶的进展程度,仔细评估肝功能,选择可行的手术方式,以患者利益至上,制订综合治疗方案。

参考文献

[1] Makuuchi M, et al: Preoperative portal embolization to increase safety of major hepatectomy for hilar bile duct carcinoma: a preliminary report. Surgery. 1990 May; 107(5): 521-527.

[2] Utsunomiya T, et al: Possible utility of MRI using Gd-EOB-DTPA for estimating liver functional reserve. J Gastroenterol 2012 Apr; 47(4): 470-476.

［3］Cescon M, et al: Value of Transient Elastography Measured With Fibroscan in Predicting the Outcome of Hepatic Resection for Hepatocellular Carcinoma. Ann Surg 2012 Nov; 256(5): 706-712; discussion 712-713.

［4］Harada N, et al: Acoustic radiation force impulse imaging predicts postoperative ascites resulting from curative hepatic resection for hepatocellular carcinoma. Surgery 2012 June; 151(6): 837-843.

［5］Aoki T, et al: Sequential preoperative arterial and portal venous embolizations in patients with hepatocellular carcinoma. Arch Surg 2004 Jul; 139(7):766-774.

［6］Kokudo N, et al: Proliferative activity of intrahepatic colorectal metastases after preoperative hemihepatic portal vein embolization. Hepatology 2001 Aug; 34(2): 267-272.

［7］Nagino M, et al: Selective percutaneous transhepatic embolization of the portal vein in preparation for extensive liver resection: the ipsilateral approach. Radiology 1996 Aug; 200(2): 559-563.

II. 手术技术

■通用技术

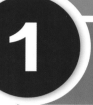

体位、切口、术野显露

京都府立医科大学附属医院消化外科　森村玲

安全、准确施行肝切除术的最重要条件是确保清晰的视野和稳定的操作空间。由于肝切除术都须处理几个重要血管,若术中操作稍有疏忽即可导致大出血。因此,确保充分的术野和清晰的视野非常重要。

笔者通常选择上腹正中切口 + 右侧横切口,即所谓的反"L"形切口。现在,肝切除术都不必开胸,但有时术野暴露差,应毫不犹豫地决定开胸。也可选择上腹"J"形切口[1]或改良幕内切口(modified Makuuchi incision)[2]。

肝切除时的基本体位和开腹方法

1 体位

通常取仰卧位,右上肢置于外展架,外展角度小于90°,以免过度拉伸造成神经麻痹。左上肢卷入包布,固定在身体左侧,也可外展,但外展角度无须太大,只要不影响助手即可(图Ⅱ-ⅰ-1-1)。

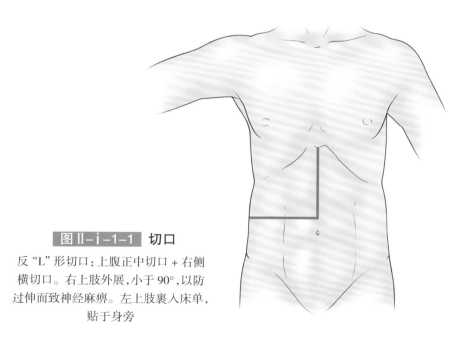

图Ⅱ-ⅰ-1-1 切口

反"L"形切口:上腹正中切口 + 右侧横切口。右上肢外展,小于90°,以防过伸而致神经麻痹。左上肢裹入床单,贴于身旁

2 皮肤切开

上起剑突上方,下至脐上 2cm,逐层切开进腹。电刀切断剑突周围的结缔组织,游离出剑突,然后用 2 把 Kocher 钳自胸骨交界区完全夹住剑突并予钝性切除(图Ⅱ-ⅰ-1-2)。然后,再用咬骨钳将其断端修平。这时,将胸骨下端左右两侧的腹膜和腹直肌前鞘各缝 1 针,以便扩大术野(图Ⅱ-ⅰ-1-3)。

靠近脐结扎切断肝圆韧带,肝脏侧留作牵引用。紧贴肝表面电刀切断肝镰状韧带。

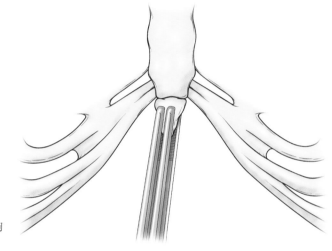

图Ⅱ-ⅰ-1-2 切除剑突
电刀切断剑突周围的结缔组织,将其游离。2 把 Kocher 钳夹至胸骨交界处,钝性切除剑突

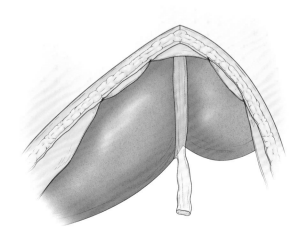

图Ⅱ-ⅰ-1-3 展开正中切口
在切口上端,于左右两侧将腹膜及腹直肌前鞘各缝 1 针,即可扩大术野

自脐上 2cm,朝向右第 11 肋间,做横行切口。电刀慢慢切断腹直肌、腹外斜肌和腹横肌,肌肉断端仔细止血。切口具体多长,视每个患者具体情况而定。

这时要注意腹壁各层切开方向都要与皮肤垂直,不能偏斜(图Ⅱ-i-1-4)。

于右肩上方、左肩下方将悬吊拉钩的立杆固定于手术台旁边的支架上,并展开切口(图Ⅱ-i-1-5)。另外,在肝门部操作时,可于右上方加设多功能拉钩,确保有良好的术野[3]。

开腹时助手的作用

几乎所有的肝切除手术,我们都取反"L"形切口,因此都是定型的操作。下面讲述开腹时助手的作用。

● 首先,在术者切开皮肤时,于对侧皮肤施加相同的力量做对牵。注意在切开皮下和筋膜时,也做同样的对牵,以免切口弯曲(图Ⅱ-i-1-6)。

● 进腹后立即切断肝圆韧带,适当向足侧牵引,便于术者切开肝镰状韧带。

● 术者做横行切开时,助手左手置于切口下方做对牵,进而右手紧贴壁腹膜插入腹腔,保护肠管,并将其压向后方深面,避免电刀损伤(图Ⅱ-i-1-7)。

● 在切除剑突时,用腹腔拉钩将肋弓向外侧拉开,便于术者切除剑突。另外,在术者钝性切除剑突时,助手另一手持电刀,若骨髓、剑突周围结缔组织或胸廓内动脉分支出血时,随即电凝止血。

熟练掌握以上几点后,就可快速切开进腹,并可确保术野显露。

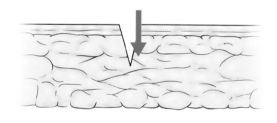

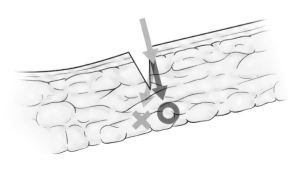

图Ⅱ-i-1-4 皮肤切开方向
注意各层切开方向应与皮肤垂直,
不能倾斜

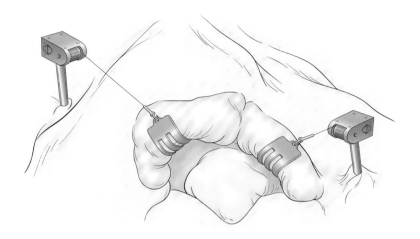

图 Ⅱ-ⅰ-1-5 展开术野

于右肩上方、左肩下方固定悬吊拉钩的立杆，展开术野

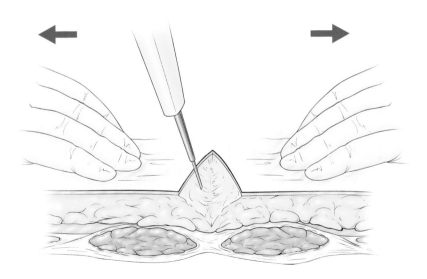

图 Ⅱ-ⅰ-1-6 皮肤切开时的对牵

术者切开皮肤时，助手在对侧皮肤施加相同的力量，做对牵

　　癌研有明医院的每间手术室里都张贴着梶谷镮教授的"严禁事项一览表"[4]（表Ⅱ-1）。癌研究会所有附属医院手术室的医生值班室里也有此表。凡是癌研的医生，手术开始前只要看到此表，神经立即绷紧。

　　为了安全、可靠地进行手术，必须根据术前在脑海里想象过的如何切除病变来选择切口。这样说的意思是，"最初的一刀就决定了整个手术"这句话怎么说也不为过。没有良好的视野就不能完全切除肿瘤。希望我们在手术时能将这点牢记心中。

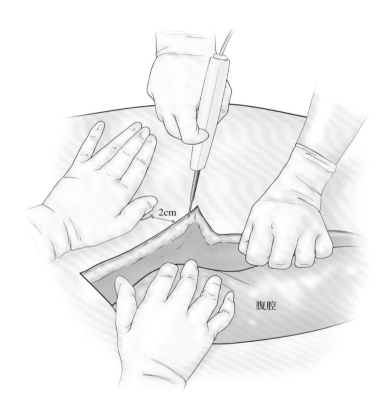

图Ⅱ-ⅰ-1-7 做横切口时的对牵

左手在切口下方对牵，右手插入腹腔，将肠管压向后方深面，避免电刀损伤

表Ⅱ-1 梶谷镮教授的"严禁事项一览表"

1. 手术室内严禁闲聊、废话

2. 手术室内严禁大声说话

3. 严禁助手僭越

4. 严禁做事拖拉

5. 严禁怠慢出血

6. 严禁手术记录拖至第 2 天完成

7. 严禁忘记参观别人手术的重要性

8. 严禁视野不良时的强行手术

9. 严禁躲避、不参与手术

10. 关腹前必须再看一次术野

11. 严禁将污染的纱布或器械直接地或者是无意识地用于清洁区

12. 擦拭胃肠道内腔的纱布、棉球必须每次更新,严禁怠慢

13. 止血时,严禁胡乱地填塞纱布

14. 结扎时,严禁使用不必要的粗线

15. 第一个结严禁交叉

16. 严禁用纱布擦拭出血部位

17. 止血困难时,严禁一味地钳夹出血点

18. 探查时,从正常部位开始,严禁首先就探查病变部位

19. 手术时严禁单刀直入,从一点深入分离

20. 台上严禁几个人同时操作

21. 严禁胃肠长时间暴露而干燥

22. 缝合时,严禁快速拔针

参考文献

[1] Makuuchi M, et al: Surgical management of malignant liver disease. In: Lygidakis N, Makuuchi M, eds. Pitfalls and complications in the Diagnosis and Management of Hepatobiliary and Pancreatic Diseases. Georg Thieme Verlag, Stuttgart, Germany, 1993, pp86-88.

[2] Sharon B: Vauthey JN.Modified Makuuchi Incision for Foregut Prosedures. Arch Surg 2010; 145(3): 281-284.

[3] 山崎晋编集,垣添忠生监修: 新 癌の外科 - 手術手技シリーズ 7 肝癌, メジカルビュー社, 2003.

[4] 早川直和ほか : 前立ちからみた消化器外科手術. 医学書院, 1995, pp18-76.

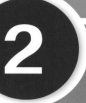

2 术中超声应用

东京大学大学院医学系研究科外科学肝胆胰外科　**有田淳一**

适应证

- 原则上,所有肝切除的病例都需术中超声检查。
- 对肝肿瘤患者来说,术中准确的肿瘤分级必须有术中 B 超。有的患者肿瘤虽不在肝内但需肝切除时,如肝门部胆管癌、胆囊癌等,也必须有术中 B 超,以确认分离解剖肝门时肝内血流情况,或是切肝时确认肝实质离断平面。
- 由于不需透过皮肤、皮下组织及腹壁,术中超声可用高频探头,有高质量的空间分辨率和对比度。另外,术中超声无死角,能避开肺或肠管等阻碍物,加上全麻下可控制呼吸运动,术中超声是一项敏感度极高的影像检查。
- 无论术前检查多么详细,术中超声仍可能发现新的肿瘤病灶[1]。所以我们在手术时都应想到这点。

术前检查

　　若术中 B 超发现了新的病灶,有的会带来术式大变更,有的因肝功能限制导致不可切除。术前体外超声检查能识别的肿瘤,多数在术中超声检查时也能识别。另外,超声显示的肿瘤和管道结构的立体关系与 CT/MRI 所显示的可能不一样。因此,根据术前超声检查结果来模拟手术很重要。

方法及步骤

1 切口

2 肝脏游离

3 术中超声检查

4 术中超声造影

5 肝实质离断

6 解剖性肝切除

7 检查标本

手术技术

1 切口

　　现在每个超声设备制造厂家都出售小巧简便的术中超声探头。应用这样的探头即使在狭窄的上腹正中切口时也可观察全肝。腹腔镜下肝切除必须用专用的探头。

2 肝脏游离

关于术中超声检查时需将肝脏游离到何种程度,可从以下几点考虑。

①首先,肝脏游离范围越广,探头可及的位置就越多,这样就可减少死角。

②相反地,肝脏广泛游离后,肝静脉周围的纤细、疏松结缔组织中可有少量空气进入,产生伪影,不便观察。

③术中超声检查结果可能与术前影像学检查结果有所不同,有的病例被判为不可切除。因此,最好是在一定程度上游离肝脏后,尽早做超声检查。

根据以上 3 点,我们的观点是,先可小范围游离肝脏,只要探头能观察到全肝即可。

手术要点	●镰状韧带严重影响探头放置和移动。左半肝可不需游离,术中 B 超都能清楚观察到。 ●右半肝游离到差不多时,术中 B 超即可从容观察。 ●需术中超声造影病例,首先行术中超声检查,之后才静推造影剂,有时再次超声观察要等 10 分钟以后。这段时间可完成剩下的游离操作。

3 术中超声检查

术中 B 超可发现术前影像学检查未能识别的、新的肿瘤病灶。另外,术中 B 超可确认门静脉、肝静脉内有无癌栓,还可确认自术前检查以来这段时间内肿瘤与肝内管道结构的位置关系有无变化。

手术要点	●和体外超声不同,术中 B 超可以在任意方向上观察肝内结构,这是其最大的优点。但是,如果操作者不熟悉术中 B 超,常常会失去方向感。 ●没有习惯时,可先选择几个与体外检查时相似的切面,如剑突下横切、剑突下竖切、肋缘下斜切、肋间斜切等,找到熟悉的切面图像后,再慢慢地变换角度,这样就不会看漏肝内脉管,也不会失去方向感。

4 术中超声造影(图 Ⅱ–ⅰ–2–1)

术中超声造影的目的是评价肝内结节灶的血流灌注情况和彻底筛查恶性肝肿瘤。

术中造影常用的造影剂是 Sonozoid®(2ml/ 瓶),静推 0.5ml 后约 1 分钟,在 Sonozoid® 特定模式下观察肝内结节病灶的血流变化。在约 1/3 的肝细胞癌患者中,术中超声造影可发现另外的新的癌结节,而常规的 B 模式则不能[2]。造影时的早期强化对鉴别肝细胞癌有重要作用[3]。

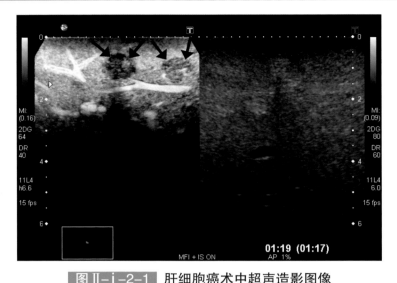

图Ⅱ-ⅰ-2-1 肝细胞癌术中超声造影图像

左侧是 Sonozoid® 专用的低压模式图像，右侧是 B 模式图像。
静注造影剂后 1 分钟可清晰地显示有 2 个低回声的
孤立性病灶（黑箭），诊断为肝细胞癌

之后，观察造影剂爆破成像约 10 分钟后，再切回常规模式。肝窦内 Kupffer 细胞胞吞了含有微小气泡的 Sonozoid® 并储集在肝内，这样就使不含 Kupffer 细胞的恶性肿瘤清晰地显示出来。造影时相可发现常规 B 超所不能识别的新的癌结节[4]。

手术要点	● Sonozoid® 实质上就是微小气泡，若使用 B 模式观察，产生的声压过高，瞬间就将其破坏掉。 ● 静推造影剂前，就应准备好超声设备，并切换到专用的低声压模式。

5 肝实质离断

切肝中可反复多次应用术中 B 超确认肿瘤和肝断面之间的位置关系，随时修正切肝方向。有 2 个主要作用：
①确保充分的切缘；
②确定应该切断的脉管和应该保留的脉管，调整肝切面的方向。

6 解剖性肝切除

在不致残肝体积过小、完全切除某个门静脉分支的灌流区域的解剖性肝切除[5]术中，大多数情况下需术中 B 超辅助。

Fogarty 血管钳阻断肝动脉后，用 23G 套管针，在术中超声引导下穿刺目标门静脉分支，注入 5ml 靛蓝（indigo carmine）（图Ⅱ-ⅰ-2-3）。若呼吸影响穿刺操

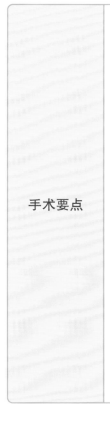

手术要点

● 肝断面难以辨认时，可在切开的肝实质底部填一涤纶（polyester）纱条，对拢两侧肝脏夹住纱条，这样就很容易辨认了（图Ⅱ-i-2-2）。
● 用血管钳从肝断面上露出的血管下方穿过并带线，然后对拢两侧肝脏，术中超声检查，轻轻提拉吊线，就很容易确定该血管的走行。

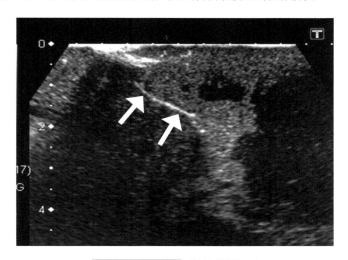

图Ⅱ-i-2-2 **确认肝断面**
观察夹在切开肝实质底部的涤纶纱条。
清楚显示出距肿瘤的距离——切缘

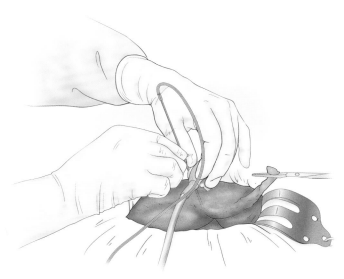

图Ⅱ-i-2-3 **术中超声引导下穿刺门静脉分支**
在超声探头形成的扇面上，用23G套管针徒手穿刺目标门静脉

作,必要时应嘱咐麻醉医生暂停患者呼吸。这样,肝表面就出现染色区域,在染色消退前电刀标记切肝线。然后一边沿着标记线离断肝实质,一边不时用B超确认肝断面,并朝着目标门静脉分支的根部继续切肝(图Ⅱ-ⅰ-2-4)。

若在靛蓝中混入 Sonozoid® 注入时,在低压模式下观察就能更加清晰地显示出肝实质内的肝段分界线[6](图Ⅱ-ⅰ-2-5)。

7 观察标本

将探头直接置于手术切除标本上,确认其中包括了肿瘤以及切缘情况。

标本很小时,可在无菌杯内注满生理盐水,杯口铺一层纱布,将标本置于其上并浸于水中行B超检查(图Ⅱ-ⅰ-2-6)。

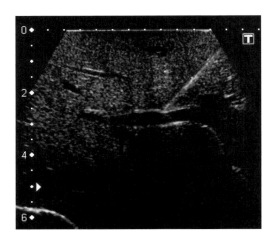

图Ⅱ-ⅰ-2-4 穿刺时的实时图像
穿刺时,可稍稍调整进针方向。要清楚显示穿刺针全长,特别是针尖的位置

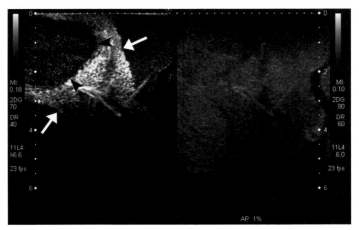

图Ⅱ-ⅰ-2-5 术中超声造影确认肝段边界
在门静脉内注入混有 Sonozoid® 的染色剂后,用低压模式观察。
在左侧低压模式图像上,肝实质内的肝段分界线(白箭)就
清楚地显示出来了。黑箭头示呈低回声的肿瘤区域

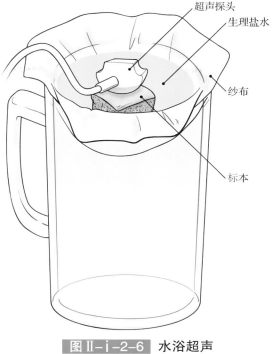

超声探头
生理盐水
纱布
标本

图Ⅱ-ⅰ-2-6 水浴超声

参考文献

[1] Kokudo N, et al: Management of new hepatic nodules detected by intraoperative ultrasonography during hepatic resection for hepatocellular carcinoma. Surgery 1996; 119: 634-640.

[2] Zhang K, et al: Detection of new tumors by intraoperative ultrasonography during repeated hepatic resections for hepatocellular carcinoma. Arch Surg 2007; 142: 1170-1175.

[3] Arita J, et al: Usefulness of contrast-enhanced intraoperative ultrasound using sonazoid in patients with hepatocellular carcinoma. Ann Surg 2011; 254: 992-999.

[4] Takahashi M, et al: Contrast-enhanced intraoperative ultrasonography using perflurobutane microbubbles for the enumeration of colorectal liver metastases. Br J Surg 2012; 99: 1271-1277.

[5] Hasegawa K, et al: Prognostic impact of anatomic resection for hepatocellular carcinoma. Ann Surg 2005; 242: 252-259.

[6] Shindoh J, et al: Three-dimensional staining of liver segments with an ultrasound contrast agent as an aid to anatomic liver resection. J Am Coll Surg 2012; 215: e5-10.

肝脏游离

东京大学医学部附属医院肝胆胰外科　吉冈龙二

　　游离肝脏是安全肝切除不可或缺的步骤。由于不存在解剖变异等影响因素,肝脏游离的操作已经定式化,都能安全可靠地完成。

　　游离右半肝时,最重要的是第1助手显露术野的能力。本节讲述癌研有明医院游离肝脏的手术技术。

游离右半肝

1 切断镰状韧带,显露肝上下腔静脉（图Ⅱ-ⅰ-3-1）

● 第2助手将进腹时切断的肝圆韧带向足侧牵引,第1助手分开左手的示指和中指,掌心朝下,就像夹着镰状韧带似的向下牵引肝脏。为防止手滑,也可将一块4折的纱布垫在肝表面。

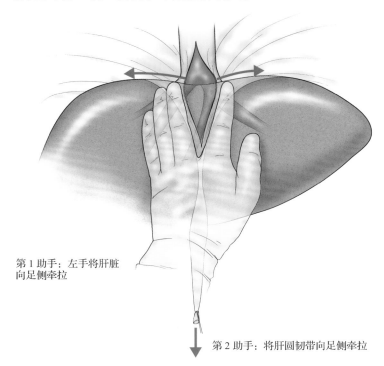

第1助手: 左手将肝脏
向足侧牵拉

第2助手: 将肝圆韧带向足侧牵拉

图Ⅱ-ⅰ-3-1 切断镰状韧带,显露肝上下腔静脉

● 镰状韧带在接近下腔静脉处就向左右两侧扩展,一切开其表面的浆膜,就只剩下连着肝静脉根部的疏松纤维组织。

● 紧贴肝脏,用电刀小心地进一步切开,辨认出肝右静脉和肝中静脉。由于右膈下静脉都汇入肝右静脉,因此,可将此静脉作为一个标志。此时,第1助手左手将肝脏向足侧牵引,右手用镊子夹起纤维组织牵向上方,这样就可获得适当的术野。

● 根据手术需要,游离到应有的程度即可。必要时可在肝右静脉、肝中静脉之间的肝静脉凹陷中,用血管钳仔细分离出肝脏与下腔静脉前壁的间隙。

2 切开肝肾韧带(图Ⅱ-ⅰ-3-2)

第1助手轻抬右肘,右手置于右半肝的脏面,左手轻握右肾,两手施加适当的对牵,分别向头、足方向展开,使肝肾韧带展开。术者持电刀,靠近肝脏切开浆膜,自下腔静脉右缘直至右三角韧带附近。

3 切断右冠状韧带至裸区

● 接着,在肝脏上方,将镰状韧带的右侧切口向右侧进一步延长,切断右冠状韧带。

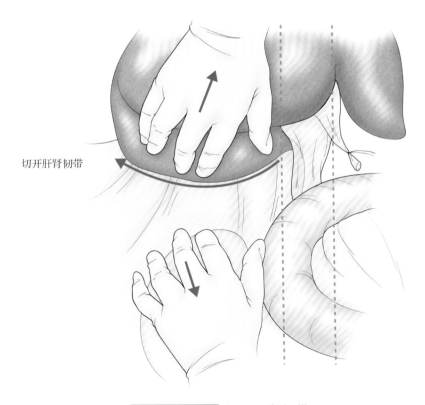

切开肝肾韧带

图Ⅱ-ⅰ-3-2 切开肝肾韧带

- ●一切断冠状韧带就到了肝裸区,这时,此处最好不要分离得太深入。最重要的是,术者的电刀不要离开肝表面操作(紧贴肝脏切断裸区的纤维组织)。
- ●第1助手双手把持着肝脏,并向左上方牵引。为防止手滑,也可在肝脏表面各垫1块4折纱布。

4　切断右三角韧带

- ●一切断右三角韧带,展开术野突然间就变得容易了。
- ●第1助手的右手如图Ⅱ-i-3-2中的那样把持着肝脏向左上方展开,左手如图Ⅱ-i-3-2中的那样将右肾压向足侧。
- ●这样就可显露残余的三角韧带。术者就可以把上、下分离切面连接起来,完全切断三角韧带。

5　分离右侧肾上腺(图Ⅱ-i-3-3)

- ●第1助手如上述那样继续保持视野展开,术者进一步切断无浆膜区的疏松纤维组织,直至显露部分肾上腺轮廓为止。
- ●也可在肾上腺周围做恰当的分离,但必须将肾上腺上、下端的下腔静脉右侧壁清晰地显露出来(图Ⅱ-i-3-3A)。
- ●术者可用 Metzenbaum 组织剪等,从下向上,紧贴下腔静脉右缘,分离肾上腺与下腔静脉之间的间隙。此时,术者右手若感到有抵抗,可能是分离的层面不对。绝对不能勉强分离!
- ●将肾上腺的上、下端分离到一定程度时,术者将左手示指从肾上腺的上端插在肾上腺与下腔静脉之间的间隙中,以此为目标,从肾上腺下端向上进一步分离(图Ⅱ-i-3-3B)。
- ●与上端相通后,从下端穿过血管钳,带线 2-0 Vicryl,然后靠近肾上腺侧,就像出血时结扎那样,做外科结。接着,术者一边轻提尾线,一边用电刀慢慢切开肾上腺与肝脏的连接。
- ●即使在此处,也要保持电刀紧贴肝脏进行分离,不能远离肝脏。若有出血,2-0 Vicryl 慢慢结扎肾上腺侧,进一步分离。

6　处理肝短静脉,悬吊肝右静脉

- ●处理肝短静脉应从下方开始。这时重要的是,要确实、可靠地处理好肝短静脉的下腔静脉侧断端。肝短静脉的肝脏侧断端可结扎或电凝,多数情况下不会导致大出血。但其下腔静脉侧断端的出血就不一样了,常导致大出血甚至严重事故。
- ●第1助手也可像上述那样继续保持视野展开。但操作越往上时,第1助手可改为两手将肝脏抱住朝左上方翻起,这样使术者获得更好的视野。此时,第2助手的右手向足侧压住结肠肝曲,以免滑入膈下。

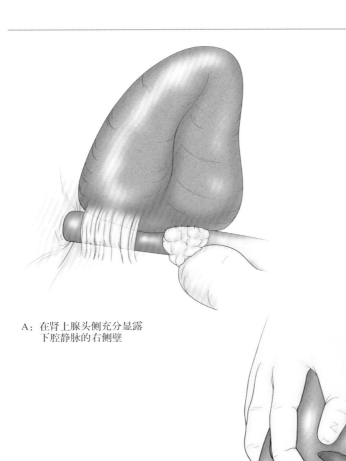

A：在肾上腺头侧充分显露
  下腔静脉的右侧壁

B：以术者示指的指尖为引导，剥离
  肾上腺与下腔静脉间的间隙

图Ⅱ-i-3-3 分离右侧肾上腺

● 直径 2mm 左右的粗大肝短静脉应结扎后切断，直径 1mm 左右的细小肝短
  静脉可用超声刀等切断。直径超过 5mm 的粗大肝短静脉应以 4-0 Prolene
  缝扎肝脏侧，血管阻断钳钳夹下腔静脉侧，切断后断端以 4-0 Prolene 连续
  缝合闭锁。

●处理肝短静脉达到上方,之后要做的就是切断下腔静脉韧带,显露出肝右静脉根部。在肝右静脉、肝中静脉之间从下而上穿过 Kelly 血管钳,与镰状韧带的分离层面相通。

游离左半肝

1 切断镰状韧带,显露肝上下腔静脉

步骤同游离右半肝。左膈下静脉的汇入处可作为肝左静脉根部的标志。

2 切断左冠状韧带(图Ⅱ-i-3-4)

●术者右手除拇指外四指并拢,顺着左外叶脏面插到左冠状韧带的后面,握住左外叶并向足侧牵引。以右手指尖为引导,左手持电刀切断左冠状韧带。

●第 1 助手右手持镊,将膈肌向头侧牵开。切开左冠状韧带后,即可见后方的手指。然后向外侧延长切开至左三角韧带。

3 切断左三角韧带(图Ⅱ-i-3-5)

术者右手展开视野,左手持 Kelly 血管钳,在右手引导下,于肝侧、膈肌侧各夹一把血管钳,切断左三角韧带,结扎两侧断端。

4 游离左外叶(图Ⅱ-i-3-6)

●术者左手如图Ⅱ-i-3-6那样,平铺于左外叶脏面,将左外叶向右上方翻起,电刀切断残存的冠状韧带,直至肝左静脉根部。

●此时,可看到走行在左内叶和 Spiegel 叶(左尾状叶或尾状叶的 Spiegel 部)之间的 Arantius 管(静脉韧带)。根据手术需要,可在此时处理 Arantius 管,也可等到下一步处理。

5 处理肝胃韧带

于肝十二指肠韧带左缘切开小网膜,进入小网膜囊。然后向上方延长切断小网膜的肝脏附着缘。

6 游离尾状叶

●术者左手轻轻地将 Spiegel 叶向上方托起,并向右侧牵引。然后,从下而上,分离 Spiegel 叶与下腔静脉之间的间隙。

●肝短静脉的处理原则同右肝游离。此时术者的左手主要用于展开视野,因此左侧游离所需的结扎操作由第 1 助手完成。

●分离到上方时,切断左侧下腔静脉韧带后,视野一下子就变得良好了。

●之后若必要,可逐一结扎切断肝短静脉,尾状叶游离结束。

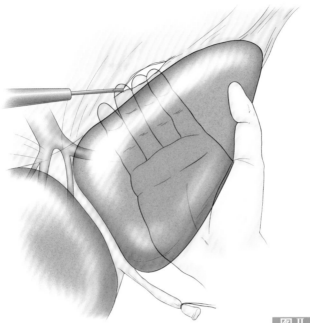

图Ⅱ-i-3-4 切断左冠状韧带

术者以右手为引导,电刀切开左冠状韧带

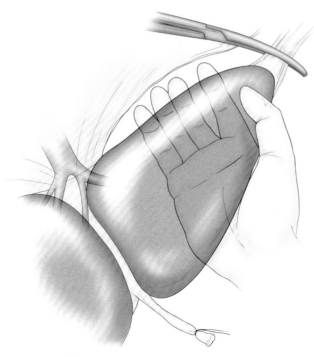

图Ⅱ-i-3-5 切断左三角韧带

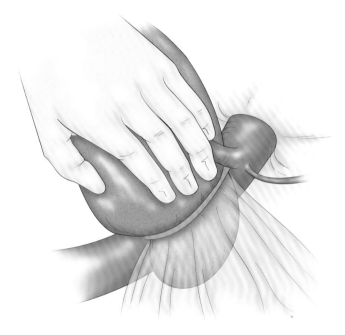

图Ⅱ-i-3-6 游离左外叶

4 肝实质离断

癌研有明医院消化中心肝胆胰外科　**斋浦明夫**

离断肝实质是肝切除的一项基本手术技术,有各种各样的方法和器具,应用上其效果没有明显优劣,外科医生只需选择自己习惯的方法即可。离断肝实质(切肝)的基本动作是一样的。

本节概述癌研有明医院的切肝方法。我们使用钳夹 – 破碎法 +LigaSure 融合闭合(clamp–crushing + LigaSure™)[1,2]。良好的肝实质离断应该包括正确的切肝方向、出血少。当然,速度快些的话就更好。

离断肝实质必要的器具(图Ⅱ-ⅰ-4-1)

- Pean 血管钳:大号,用于钳夹 – 破碎肝实质。
- 长谷川钳:用于结扎破碎后残留的管道结构。有大、中、小号,常用中号。其前端有直齿槽,也可当血管钳用。
- Metzenbaum 组织剪:切肝的速度也是很重要的,Metzenbaum 既可剪组织,也可剪线。

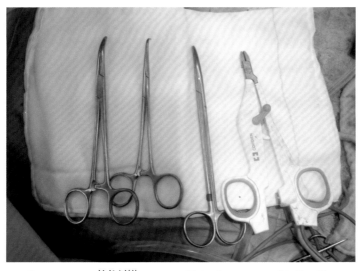

| Pean
血管钳 | 长谷川钳
(中号) | Metzenbaum
组织剪 | LigaSure™
(小号) |

图Ⅱ-ⅰ-4-1 离断肝实质必要的器具

● LigaSure™：除主要管道外，LigaSure™ 可融合闭合小血管，然后切断。最新型号在融合的同时可行切断功能。

肝实质离断前的注意事项

①视野好吗？

②肝脏游离充分吗？

③清楚肝实质中肿瘤和脉管的关系吗？

若视野不是很好，可延长横切口。

理想的游离程度是将需切除的那部分肝脏完全置于术者左手中。最重要的是，术者能否像预先在脑海中模拟的那样切肝。术者超声检查做最后的确认。

切肝中减少出血的方法

■ Pringle 法（图Ⅱ-ⅰ-4-2）

肝脏对血流阻断有很强的耐受力。在间歇性血流阻断下，几个小时的

①手指插入Winslow孔　　　　　　　　②用手指引导穿过Kelly钳

③用Nelaton导管悬吊肝十二指肠韧带，用Pean血管钳夹住　　④用Fogarty血管钳阻断

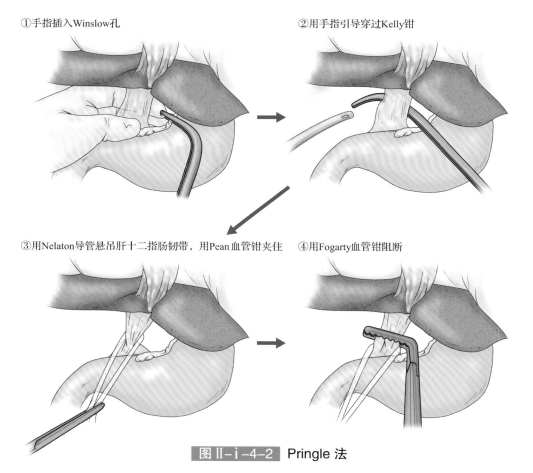

图Ⅱ-ⅰ-4-2　Pringle 法

肝切除也是安全的。我们全部使用在肝门部阻断血流的 Pringle 法。Pringle 法能减少切肝过程中的出血。

剪开小网膜,Nelaton 导管悬吊肝十二指肠韧带,然后以 Fogarty 血管钳慢慢阻断血流(没有 Fogarty 血管钳时,可以止血带阻断)。阻断 15 分钟,开放 5 分钟,这样重复应用。为了手术的连贯性,有时可延长阻断至 30 分钟左右。在阻断松开的 5 分钟期间,先以湿润的无菌手套(剪开后平铺状)贴在肝断面上,在其上再加几块纱布,压迫止血。压迫时双手用力均衡。这个手法很重要,千万不能装腔作势地做做样子,更不能对阻断松开后的出血置之不理。在肝断面上垫无菌手套,是防止压迫后纱布黏在肝断面上。

手术 注意点	肝静脉压升高时,或者是切肝过程中主要肝静脉的出血呈喷射状时,阻断下腔静脉是一个有效的处理措施。此时,可用血管钳暂时阻断肝下下腔静脉(肾静脉平面以上)。

术者和助手的分工(图Ⅱ-i-4-3)

● **术者**:左手握住肝脏,右手持 Pean 血管钳钳夹 - 破碎肝脏。

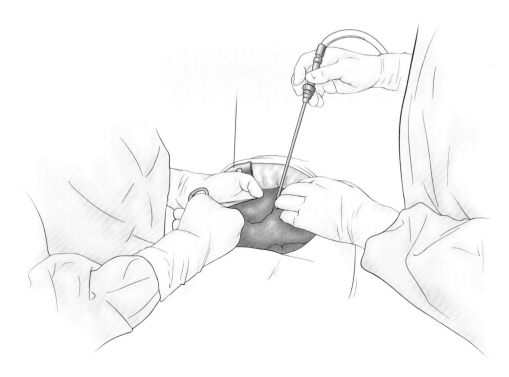

图Ⅱ-i-4-3 术者和助手的分工

- **第 1 助手**：左手握住肝脏，与术者用力方向相反，对牵，暴露肝断面。右手负责吸引。结扎时动作要迅速，而且不能撕裂肝脏，不能使线结松开，这就要看助手的本事了。
- **第 2 助手**：右手将肝圆韧带牵向斜上方，用力适度。左手负责吸引，保持术野干净。另外，无论是牵引或吸引，要注意不能撕裂小静脉。助手的动作绝不能妨碍或干扰术者。

■ 术者左手的用法（图Ⅱ–ⅰ–4–4）

术者左手的用法很重要，可控制切除中的出血、指导切肝方向。尽量将包括肿瘤的切除标本控制在左手中。肝脏质地柔软，因此，不能去"抓"肝脏，应该像用手"托住"那样轻轻地握住肝脏。

肝静脉出血时，应以手指压迫其根部，这样就可防止从下腔静脉来的血流逆流（适应于第 1 肝门阻断时）。

肝实质切开后，术者左手拇指置于左侧肝断面上，这样就能展开肝断面。这时，拇指不是向下压肝脏，而是向外掰开样轻轻用力，也可在拇指和肝脏之间垫一块纱布，以防滑脱。

基本动作（图Ⅱ–ⅰ–4–5）

①**钳夹肝实质**：术者用稍大一点的 Pean 血管钳，钳尖张开约 1cm，插入肝实质中钳夹 – 破碎肝实质。钳夹时不要太过用力，以"握手"的力度轻柔地钳夹即可。

②**管道结构的处理**：助手立即吸掉破碎的肝实质，显露出残存的管道结构。细小的分支以 LigaSure™ 融合闭合后切断，粗大的 Glisson 分支或肝静脉分支应结扎后切断。

■ 显露肝静脉（图Ⅱ–ⅰ–4–6）

显露肝静脉是解剖性肝切除必备的手术技术，其要领是避免撕裂肝静脉。若撕裂肝静脉根部，则有致命大出血的危险。

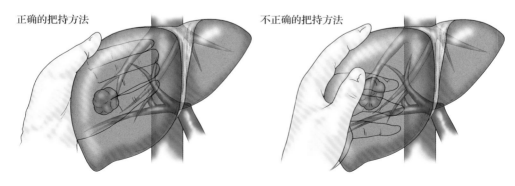

正确的把持方法　　　　不正确的把持方法

图Ⅱ–ⅰ–4–4 术者左手的用法

压榨 处理脉管

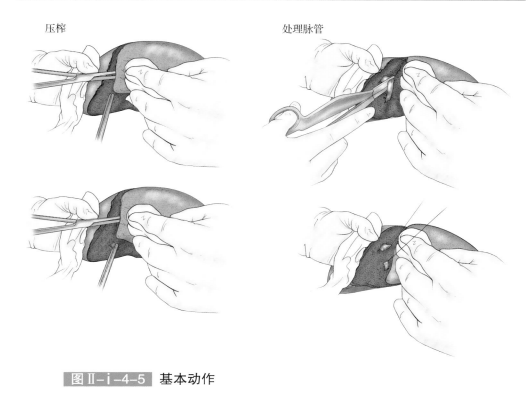

图Ⅱ-i-4-5 基本动作

Metzaubaum 组织剪

剥离方向

肝脏

从中枢侧向末梢侧分离 静脉的压痕

图Ⅱ-i-4-6 分离显露肝静脉

手术要点	**分离显露方向**：3 支主要肝静脉多在第 1 肝门平面以下发出分支，术中大致明确了其走行后，就尽量从中枢向末梢分离显露。在其根部宜采用"横向"法分离，与此相反，静脉主干应采用"纵向"法分离。

■ 肝静脉分支的处理（图Ⅱ-ⅰ-4-7）

①**结扎**：保留侧断端 4-0 Vicryl 缝线结扎，切除侧断端电凝烧灼即可。静脉粗大时，两侧断端都应结扎，切除侧断端还应附加 LigaSure™ 融合闭合，此时注意不要夹入线结。

②**拔出，切断**：对细小的肝静脉分支，可用镊子夹住切除侧，朝保留侧方向将其拔出，残端留数毫米切断。若断端呈小孔状出血，直接电凝烧灼止血即可。处理细小静脉的要领是不能撕裂小静脉的汇合处。

③**电刀**：肝静脉主干上筛孔出血，首选压迫止血。若暂时压迫后仍不能止血，可用电凝模式，将刀尖贴近出血点火花放电，可使静脉壁收缩而止血。

④**缝合闭锁**：静脉壁开口较大时，应以 5-0 或 6-0 Prolene 缝线缝合止血。有时，即使是较大的开口，在其正中缝合 1 针即可止血，因此缝合时不必慌张。最糟糕的是助手慌慌张张地打结，缝线撕裂血管壁。因此，助手打结时一定要小心谨慎。一般情况下，缝合 2 针就足够了。

■ Glisson 分支的处理（图Ⅱ-ⅰ-4-8）

切肝一旦靠近第 1 肝门，就可显露出粗大的 Glisson 分支。Glisson 鞘是一层结缔组织薄膜，包裹着胆管、肝动脉和门静脉。钳夹时，若过度用力，Pean 血管钳可夹破或捅破 Glisson 鞘，这是造成术后胆汁漏的原因之一。因此，要轻柔地钳夹 – 破碎肝组织。

若能确认其走行，应先钳夹 – 破碎 Glisson 鞘周围的肝实质。另外，尖钳有可能会捅破 Glisson 鞘，因此，此处尽量用钝钳分离。

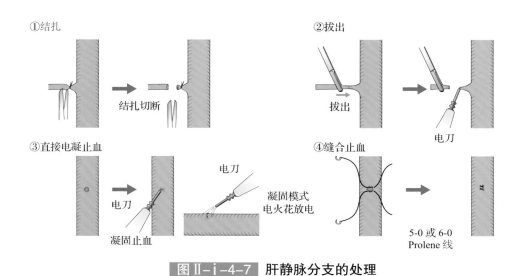

①结扎　结扎切断
②拔出　拔出　电刀
③直接电凝止血　电刀　凝固止血　电刀　凝固模式 电火花放电
④缝合止血　5-0 或 6-0 Prolene 线

图Ⅱ-ⅰ-4-7 肝静脉分支的处理

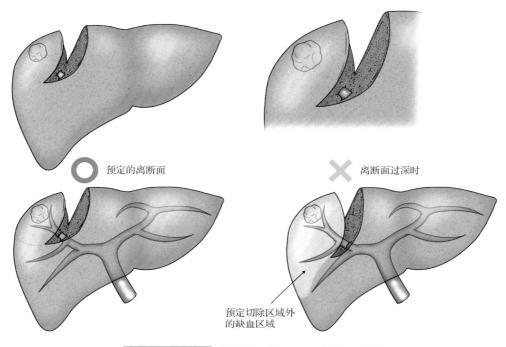

预定的离断面

离断面过深时

预定切除区域外
的缺血区域

图 II-i-4-8 切肝中 Glisson 分支的处理

■ 确认 Glisson 鞘

　　在切断粗大 Glisson 鞘之前,要确认是不是预定要切断的那支。可用血管钳阻断后,超声多普勒检查确认。在没有太大顾虑时,可先结扎 Glisson鞘,然后松开肝门阻断,确认肝脏缺血区域与预定区域是否相符,这也是一个简便、有效的方法。

　　结扎或切断切除区域以外的 Glisson 鞘,可导致术后肝功能衰竭。因此,一定要养成先确认再切断的习惯。

■ 调整切肝方向（图 II-i-4-9）

　　有多个切肝线时,肝断面是弯曲的。利用 Pean 血管钳的弧度,术中可自觉地改变切肝方向。另外,为了避免无意中暴露了突出的肿瘤,也要注意Pean 血管钳的弯曲朝向,靠近肿瘤时,弯曲朝外。半肝切除等肝断面比较平直时,也可用直血管钳替代 Pean 血管钳离断肝脏。

■ 肝断面压迫止血（图 II-i-4-10）

　　切肝中的阻断松开或者是切肝结束时,肝断面都需压迫止血。用双手从两侧压迫肝断面。若太过用力,可造成肝脏淤血,反而起到坏作用。切肝结束后,可用预先剪开的无菌手套盖在肝断面上,在其上再压 10 块纱布,然后松开肝门阻断,压迫 5 分钟。最后肝断面用氩气喷凝止血或缝合止血。

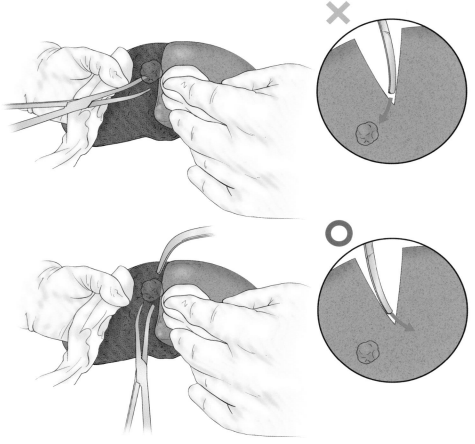

图Ⅱ-i-4-9 调整切肝方向

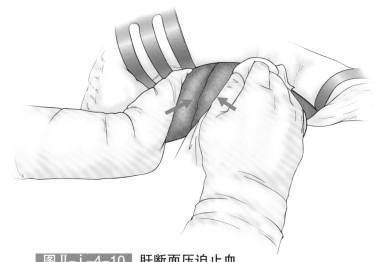

图Ⅱ-i-4-10 肝断面压迫止血

切肝结束后的检查

切肝结束后,要检查一下:是不是按照预定切肝线完成了切肝? 残肝有无缺血区域? 切除标本上距肿瘤的切缘是否足够? 最后,术者自己要总结一下:整个切肝过程是不是和术前预想的一样?

另外,若术后转氨酶升高超过预想的程度且迁延不降时,要想到有没有可能切断了预定切除区域之外 Glisson 分支或肝静脉分支。这些都是反省自己手术的临床资料。

参考文献

[1] Saiura A, et al:Usefulness of LigaSure for liver resection: analysis by randomized clinical trial. Am J Surg 2006 Jul; 192(1): 41-45.

[2] Saiura A, et al: Open Hepatic Transection Using LigaSure, Isidoro Di Carlo(Ed.), Open, Laparoscopic and Robotic Hepatic Transection, DOI: 10.1007/978-88-470-2622-3, Springer-Verag, Italia, 2012, pp63-68.

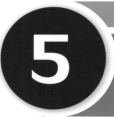

5 止血、留置引流管和关腹

癌研有明医院消化中心外科 **小野嘉大**

止血

肝切除术中的出血最常见来源于肝静脉或下腔静脉。因此,切肝时应尽量降低中心静脉压(CVP)[1]。癌研有明医院都是在 Pringle 法肝门阻断下切肝,术中 Glisson 脉管几乎不出血,出血都来源于肝静脉(若术中 Glisson 脉管出血,必须检查肝门阻断是否完全,或有无异位肝动脉存在)。特别是下腔静脉 / 粗大肝静脉的出血,或者是肝静脉被扯断 / 撕裂时的出血很难止住,常常导致大出血。

癌研有明医院在肝切除,特别是解剖性肝切除时,都要求分离显露出肝静脉。肝静脉出血的止血方法是必须掌握的一项技术。如何预防和处理切肝中的止血,必须熟知这 3 方面的知识:①术者左手的作用;②如何保持清晰的视野;③各种止血方法。

1 术者左手的作用

肝静脉出血时,应尽量降低 CVP,这样就可以减少出血。因此,术者左手的作用非常重要。特别是在右侧肝切除时,术者左手应该将肝脏托起,尽量降低肝断面的静脉压。另外,术者左手示指可从已经分离好的肝右静脉或肝中静脉后方,向前上方顶起,压迫肝静脉根部控制出血。同时,术者左手拇指置于右侧肝断面上,适当用力展开肝断面,保证视野良好(图Ⅱ-ⅰ-5-1)。

2 确保视野良好

● 切肝中出血难以处理的原因之一就是看不清出血点。因此,重要的是,切肝时应由浅入深、层层深入,逐渐展开肝断面,并要有意识地将肝断面切平整,千万不能从一处深入。肝断面底部出血时,应先从容地离断出血点周围,扩大视野,确认出血点后止血。

● 应备 2 个吸引器,可以从肝断面上、下 2 个方向吸引。根据肝切面的倾斜度,确定从哪个方向吸引效果好。

● 吸引器头端不能顶住或压在静脉上,要与静脉保持着似触非触的距离,看清出血点即可。吸引器若停留在一处持续吸引,吸掉的不光是已出的那

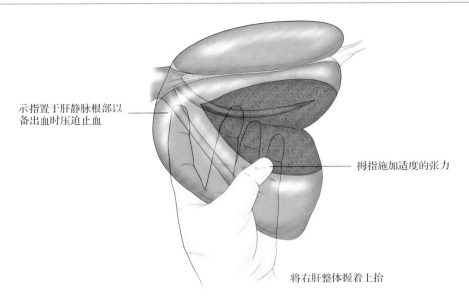

示指置于肝静脉根部以
备出血时压迫止血

拇指施加适度的张力

将右肝整体握着上抬

图 Ⅱ-i-5-1 术者左手的作用

份血,更多的则是静脉来的源源不断的血液。因此,要适当地来回吸引。
若吸引器顶住了静脉壁,静脉壁可因吸引器小孔被吸住,导致静脉撕裂或
出血孔扩大。因此,助手吸引时要特别注意。

● 助手要配合术者左手拇指,适当地外压左侧肝断面,使肝断面展开,确保
良好的视野。

3 止血方法

● 要在切肝中显露肝静脉,必须先显露要切断的那些分支。肝静脉很少从
中枢向末梢以锐角发出属支。以 Metzenbaum 组织剪等在肝静脉表面分
离时,若以从末梢向中枢的方向分离,则很可能撕裂静脉分支而致大出
血。因此,分离显露肝静脉时必须从中枢向末梢进行。

● 细小分支可用 LiagSure 融合闭锁后切断,粗大分支应结扎后切断。

● 突然出血时,首先也是压迫止血。压迫后,细小肝静脉的出血几乎都可控
制。难以止血时,可敷特可考(TachoComb)压迫止血或血管缝线缝合止
血。特可考是一种人体可吸收,以胶原纤维做载体,含有纤维蛋白原、凝
血酶和抑肽酶的干式泡沫纤维网。

● 切除后的肝断面应先垫无菌手套,再压纱布,压迫止血约 10 分钟。之后,
仍有出血的地方电凝或氩气喷凝止血。粗大静脉或 Glisson 脉管的出血
要以血管缝线缝合止血。

● 注意:Glisson 鞘断端不能用电刀反复电凝止血,这样容易导致胆漏。

● 另外,因再次手术等原因造成第 1 肝门粘连不能用 Pringle 法阻断肝门时,

可用 Dissecting Sealer 等器械切肝,尽量减少出血。

手术注意点	在静脉压升高的情况下切肝时术者要承受很大的压力,此时必须和麻醉医生通力协作,降低 CVP。有时,开始的时候仅有少量出血,但等到引起注意时已经是大出血了。肝静脉根部或下腔静脉出血几秒内可达数升。因此,出血时不能固执己见,应该呼叫经验丰富的肝外科医生前来帮助。

留置引流管

肝断面彻底止血、胆漏试验后,将腹腔冲洗干净,肝断面贴特可考,放置引流管,关腹。切肝后放置引流管的意义在于:可发现腹腔内继发性出血、胆汁漏、引流过多的渗出。即使是彻底止血,但术后出血仍时有发生,有的患者必须再次手术止血。即使术中胆漏试验正常,但术后胆漏仍有发生,需长期引流和护理。另外,引流管的位置也是非常重要的。

1 引流管的位置

要想充分引流肝断面,放置的引流管必须达到肝断面深处而且不能扭曲,如图Ⅱ-ⅰ-5-2所示。其顶端不能抵住肝静脉或 Glisson 断端,但也不能放得过深,以免顶住膈肌或压迫下腔静脉。腹壁戳孔的位置也很重要,至于在何处戳孔,只要不使引流管扭曲、折叠即可。

2 引流管的种类

一律使用封闭式引流。

3 引流管留置时间

引流液性状没有疑问时,通常术后 2~5 天拔除引流管。但是,癌研有明医院的临床资料分析结果表明:再次肝切除、断面大的肝切除或术中出血过多的患者,术后发生胆漏的风险增加[2]。因此,要结合具体手术、术中胆汁培养结果、术后第 2 天胆汁培养结果、引流液性状以及引流液 T-Bil 变化综合考虑,具体留置时间视患者具体情况而定。

关腹

- 癌研有明医院使用可吸收线关腹。
- 筋膜层连续缝合。
- 生理盐水冲洗皮下,常规间断缝合皮肤。皮下脂肪层超过 3cm 时,也可放置皮下引流。
- 皮肤缝合后,切口盖无菌敷料。

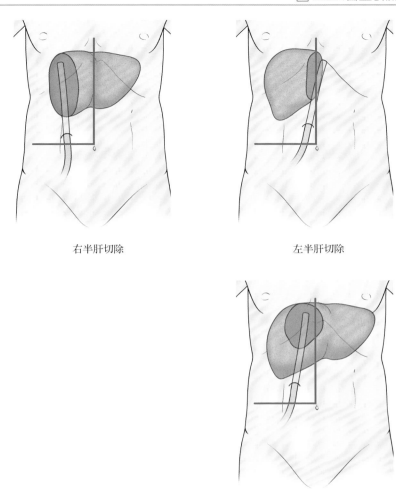

右半肝切除   左半肝切除

部分肝切除

图 II-i-5-2 引流管的留置

●大约术后 2 天切口换药,目的是拭去切口渗出。之后只要保持切口干燥,
就无须特别处理。

　　腹壁缝合的基本要求是防止切口裂开、切口疝,减少切口感染。特别是
肝硬化的患者,术后可出现腹水且消退缓慢,有时腹水可从切口漏出。因
此,为了预防以上种种情况,关腹时应认真仔细。

参考文献

[1] Smyrniotis V, et al: The role of central venous pressure and type of vascular control in blood loss during major liver resections. Am J Surg 2004; 187(3): 398-402.

[2] Yoshioka R, et al: Predictive Factors for Bile Leakage After Hepatectomy: Analysis of 505 Consecutive Patients. World J Surg 2011; 35(8): 1898-1903.

6 术中突发出血的处理

东京大学大学院医学系研究科外科学肝胆胰外科　有田淳一

术前检查

（1）肝功能状况是评估患者有无出血倾向的一个大致指标

肝细胞癌患者多合并慢性肝损害。血小板数量、凝血酶原时间长短与术中出血多少直接相关。更有甚者，有些患者的血小板、凝血酶原时间没有明显异常，只是 ICG 等检查提示肝功能差，这样的患者手术时出血也会多。术前应请麻醉医生会诊，讨论如何控制肝静脉压、估计输血量等。

（2）确认术前影像学检查提示的容易发生出血的关键点

特别是要充分掌握下腔静脉或主要肝静脉与肿瘤的关系。在既要保留肝静脉主干又要切除邻近的肿瘤时，可在切肝前悬吊肝静脉。这也是预防术中大出血的措施之一。

手术技术

以下着重讲述在一个完整的肝切除术中，如何逐步预防出血以及出血时如何处理。

1 切口

- 狭窄的术野限制了操作范围和方向，很难做到托起肝断面、降低肝静脉压，因此，出血反而多。
- 要记住：肝功能差的患者或手术有难度的患者需要大切口。

2 游离左右肝脏

- 在游离右肝裸区、切断左右冠状韧带时，要注意来自膈静脉的出血。膈静脉的走行有时出乎意料地靠近肝脏，因此，要更加贴近肝表面切断纤维组织（图Ⅱ-i-6-1）。
- 分离中发生了出血，应一边压迫出血点，一边将其周围稍做分离，必须看清出血点后再缝合止血。若忽视这点，之后可能有再次出血。

3 分离右侧肾上腺

- 分离右侧肾上腺时常发生出血。若出血量少，可试着电凝止血。

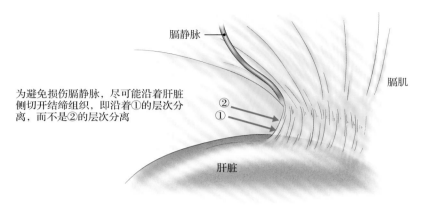

膈静脉

膈肌

为避免损伤膈静脉，尽可能沿着肝脏侧切开结缔组织，即沿着①的层次分离，而不是②的层次分离

②
①

肝脏

图Ⅱ-ⅰ-6-1 分离肝 – 膈肌间隙

- 若出血较多时，应以血管缝线连续缝合闭锁。根据情况，有时需上血管钳夹住肾上腺，先控制出血，切断后连续缝合断面（图Ⅱ-ⅰ-6-2）。

4 下腔静脉前面的处理

- 扯断肝短静脉或线结脱落时，可造成相当大的出血。此时不必惊慌失措，首先应以指腹轻轻压住出血点，控制出血。

- 紧接着，在其旁边持续吸引，同时慢慢地挪动手指，确认出血点，血管缝线缝合1针（图Ⅱ-ⅰ-6-3）。此线先不打结，做牵引用，方便之后的缝合，这样就能安全可靠地止血。

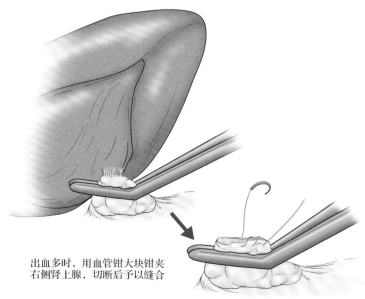

出血多时，用血管钳大块钳夹右侧肾上腺，切断后予以缝合

图Ⅱ-ⅰ-6-2 缝合右侧肾上腺

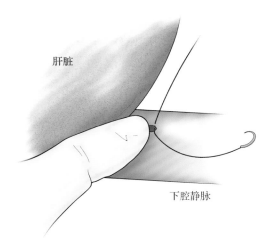

肝脏

下腔静脉

图 Ⅱ–ⅰ–6–3 下腔静脉破口出血
一边一点点地挪开按住出血点的指尖，
一边缝合止血

● 要注意：下腔静脉出血用手指压迫时，若用力过大，可扩大出血孔，反而加重出血。
● 出血不能控制时，可试着阻断肝下下腔静脉。

5 分离肝门

● 分离肝门时出血多是因为损伤了门静脉或肝动脉的分支。
● 门静脉主干、门静脉左右支、肝固有动脉，以及肝左动脉、肝中动脉、肝右动脉之外出血，可直接电凝止血。
● 止血困难时，应毫不犹豫地阻断肝十二指肠韧带，就能减少出血。
● 损伤了尾状叶门静脉分支导致出血时，因很难获得直视下缝合出血点的清晰视野，可压止血纱布（Surgicel，氧化纤维素），多数情况下短时内即可止血。

6 切肝时

Glisson 鞘出血

● 在肝门阻断下切肝时，Glisson 鞘的少量出血无关紧要。
● Glisson 鞘的出血量大时，多数是来源于肝十二指肠韧带以外的入肝动脉。特别是走行在小网膜内的异位肝左动脉，应立即检查证实（图 Ⅱ–ⅰ–6–4）。
● 肝左动脉、肝右动脉血流可经肝门部血管丛而相互交通。因此，半肝血流阻断效果差时，可变更为全肝的入肝血流阻断。

手术 注意点	●对横跨肝断面的脉管，多数时候是只结扎保留侧断端，切除侧断端放 　置不理。但在松开肝门阻断、停止切肝的这段时间内（需多次阻断肝 　门的手术），粗大 Glisson 鞘可能会大量出血。 ●因此，粗大 Glisson 鞘的切除侧断端也应结扎或钳夹，切断后最好连同 　肝实质一起缝合。

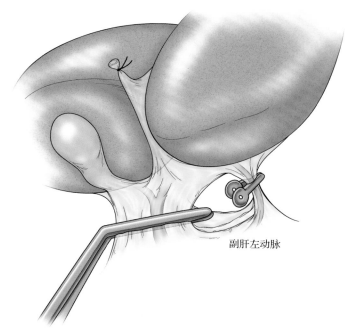

副肝左动脉

图Ⅱ-ⅰ-6-4 钳夹左侧异位肝动脉

■ 肝断面上的静脉出血

- 发现肝断面上有静脉性出血时，首先术者左手从后方将肝断面抬起，同时压迫肝静脉根部，以降低肝静脉压。
- 之后若出血不多，可试着电凝出血点止血。
- 电凝无效或出血较多时，以血管缝线缝合止血。
- 另外，可嘱咐麻醉医生限制输液速度，并减少呼吸机的潮气量，降低肝静脉压。

手术要点	●要意识到肝脏质地很脆，缝合肝脏的要点是进针深、牢靠。 ●另外，缝合肝脏时，断面两侧要对拢，不能留下裂隙，以免出血。打 　结时轻轻用力收线，靠拢肝实质即可。

手术 注意点	●已自动停止的肝静脉壁出血就不要再去吸引了，否则容易再次出血。 ●吸引器不能直接接触显露的肝静脉，平时一直要这样告诉助手，养成 　良好的习惯。

■ 肝静脉的出血

- ●肝静脉出血的原因,大多数是撕裂了其细小分支而引起的。
- ●为了预防出血,如图Ⅱ-i-6-5所示,直径小于1mm的分支先用镊子夹住,并朝中枢侧轻轻拔出一点,然后其末梢侧以 Metzenbaum 或电刀切断。大多数情况下,中枢侧断端都能自动凝固闭塞止血。

■ 肝静脉小孔出血

- ●肝静脉小孔的出血,是由于在静脉壁上施加了(横向)张力,使其开口扩大而造成的。
- ●切断小孔附近的其他分支,就解除了静脉壁的紧张(图Ⅱ-i-6-6)。因此,这时应先以手指压迫出血点,同时离断其周围的肝实质。

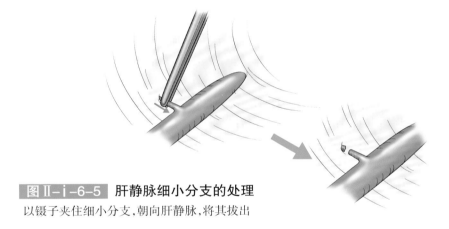

图Ⅱ-i-6-5 肝静脉细小分支的处理

以镊子夹住细小分支,朝向肝静脉,将其拔出

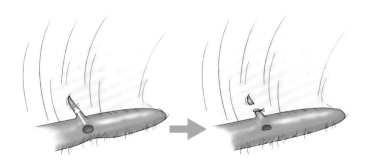

图Ⅱ-i-6-6 损伤肝静脉时的处理

出血孔附近有其他分支时,可将张力转移到破损处。

等于将力施加在扩大破口的方向

● 之后,出血的势头会有所减弱,然后就可慢慢地、准确地缝合筛孔止血。

◼ 肝静脉多个筛孔出血

● 肝静脉上同时有几个开口出血且来势汹涌时,应阻断事先已悬吊的肝静脉根部,大多能控制出血。

手术 注意点	在第 1 肝门未阻断或阻断不完全时,钳夹肝静脉根部会造成肝脏淤血,反而会加重出血。因此,在出血加重时,要检查肝门阻断是不是彻底。

◼ 肝断面底部出血

● 肝断面底部出血时,不管是来自肝静脉分支还是来自 Glisson 鞘,不用试着立即止血,应先稍稍分离出血点周围,使出血点移位于肝断面当中,然后缝合止血(图Ⅱ-ⅰ-6-7)。

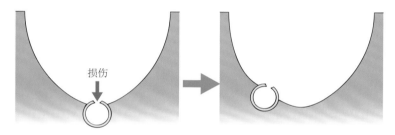

损伤

图Ⅱ-ⅰ-6-7 处理脉管损伤的小体会

稍做分离,将损伤位点移位于断面当中,这样止血操作就方便多了

■各论

1. 右半肝切除
2. 右后叶切除
3. 右前叶切除
4. 右三肝切除
5. 左外叶切除
6. 左半肝切除
7. 左三肝切除
8. 尾状叶切除
9. S8 解剖性切除
10. 左侧肝段切除
11. 超声引导下局部肝切除
12. 肝脏肿瘤剜除术

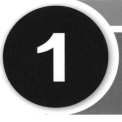

右半肝切除

癌研有明医院消化中心外科　小野嘉大

适应证

- 局限于右半肝（S5、S6、S7、S8 及右侧尾状叶）的肝细胞癌或转移性肝癌。
- 绝对适应证：右前叶和右后叶 Glisson 鞘分支必须切断，肝右静脉又不能保留时。
- 相对适应证：右前叶和右后叶 Glisson 鞘分支虽然都可保留，但使手术难度增加，而且残肝功能正常、残肝体积已有充分的代偿性增大时。
- 另外，根据具体病例，例如，已明确肿瘤侵犯了肝中静脉，要完全切除肿瘤则需行右三肝切除。但如果能重建肝中静脉，行右半肝切除即可。

　　所以，在考虑有无手术适应证时，最重要的是下面讲到的残肝功能评估和残肝体积大小。

术前检查

■ 肝功能评估和计算残肝体积

　　除了常规的术前处理外，右半肝切除属大量肝切除，术前还要仔细地评估预定残留肝脏的功能、计算预定残肝体积。一般都以 ICG-R15 和 ^{99m}Tc-GSA 核素扫描来评估残肝功能[1]。

　　术前应用 SYNAPSE VINCENT ®软件计算残肝体积、模拟肝切除，可在 3D 图像上设定切肝线，可做到与实际切肝线几乎一样的模拟肝切除。在多数患者中，左半肝体积约占全肝体积的 1/3。但这也视具体患者而定，有的只占 20% 左右，这样的患者就没有手术适应证。

　　考虑到肝脏功能与其体积的关系，若是正常肝脏，以残肝体积比大于 30% 为目标。若残肝体积比小于 30%，就要在术前 2~3 周施行右侧 PVE，以期右半肝萎缩，左半肝代偿性肥大。若肝脏合并慢性损害，术前必须行 PVE，以残肝体积比达 40%~50% 为目标[2-4]。

■ 麻醉与体位

　　与常规的肝切除手术一样，需全麻。患者取仰卧位，右上肢外展。

手术步骤

1 开腹和切除胆囊　　　　**4** 切肝、Glisson 鞘断端处理

2 肝门处理　　　　　　　**5** 止血和关腹

3 游离肝脏

手术技术

1 开腹和切除胆囊

　　为了能迅速处理下腔静脉的意外大出血、保证良好的视野和术中安全可靠的操作,癌研有明医院一律采取大切口。

①取右上腹反 "L" 形切口(图Ⅱ-ⅱ-1-1)。正中切口上起剑突,下至脐上 2cm;横切口朝向右侧第 11 肋间。术前判断有必要开胸时,则横切口朝向第 9 肋。

②先经正中切口进腹后,靠近脐结扎切断肝圆韧带,肝侧断端钳夹以供牵引。为了展开肋弓,自其根部切断剑突。横切口完成后,安装肝脏拉钩,将右侧切口慢慢牵开,确保有良好的视野。

③视诊 + 触诊整个腹腔和肝脏,术中超声确认主要病变、有无新的病灶,然后还要确认肝内管道结构是否与术前影像学检查的一致。癌研有明医院几乎所有患者都做术中超声造影,目的是进一步明确诊断。需特别注意的是,预定残留的左半肝内是否有新的病灶? 脉管的预定切断部位是否有肿瘤侵犯?

④靠近胆囊,结扎切断胆囊管和胆囊动脉。于胆囊颈处切断,摘除胆囊。胆囊管残端留长,以备之后的胆漏试验(胆道注气造影)。

2 肝门处理

　　肝门处理可分 2 种方法:①逐个处理法 , 需解剖肝门,分离 Glisson 鞘内的各个脉管;② Glisson 鞘一并处理法 , 在 Glisson 鞘外,以 Glisson 鞘为单位,一并显露 Glisson 鞘的各个分支。

　　逐个处理法在肿瘤侵犯肝门部 Glisson 鞘时也可应用,因此,癌研有明医院原则上都采用此法。在应用逐个处理法时,术前必须充分掌握肝门部的血管解剖和走行。

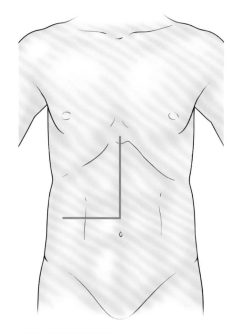

图Ⅱ-ⅱ-1-1 反"L"形切口

手术要点	应该引起注意的肝门部脉管异常 ●肝动脉 　1）肝动脉是走行在胆管的前方还是后方？ 　2）有无右侧异位肝动脉（肝右动脉起源于肠系膜上动脉或腹腔干根部）？ 　3）右后叶的肝动脉分支（A6+7）是否绕过门静脉右支的头侧？ 　4）肝中动脉是从哪里分支出来的？ ●门静脉 　1）门静脉的分支形态是 2 分型、3 分型，还是右后叶门静脉支单独发出型？ 　2）门静脉有无特别的分支异常（门静脉矢状部位于右侧、S4 起源于右 　　　前叶 Glisson 鞘、左右门静脉分叉缺如等）？ ●胆管 　胆管汇合有无异常，特别是右后叶胆管是北绕型还是南绕型？右后叶 　胆管是不是汇入左肝管？

①向左侧提起胆囊管残端，在 3 管（肝总管、胆囊管、胆总管）合流部的肝脏侧、肝总管的右侧，纵行剪开肝十二指肠韧带右缘（图Ⅱ-ⅱ-1-2）。先前结扎的胆囊动脉残端是寻找肝右动脉的一个很好的标志。胆囊动脉通常在肝右动脉走向肝脏的拐角处发出，这也是一个很好的标志。分离显露肝右动脉后，在切断前一定要用血管夹等试验阻断，确认在肝十二指肠韧带左缘可触及肝左动脉搏动，或是术中多普勒超声检查左半肝血流无改

变后,双重结扎肝右动脉,然后切断(图Ⅱ-ⅱ-1-3)。

②动脉的后方就是隐约可见的门静脉。纵行剪开动脉后方的纤维性组织,显露出门静脉主干前壁。然后紧贴门静脉前壁,向上朝肝门部分离,直至显露出左右门静脉分叉部和门静脉右支。左右门静脉分叉部附近可有数支细小的尾状叶门静脉分支,因此,要仔细分离,逐一结扎后切断。悬吊门静脉右支时,要从其上、下方交替分离半周。此时要注意,过于贴近静脉壁分离,可使门静脉壁变得更薄,反而容易损伤。分离困难时就不能勉强,单纯带线结扎或哈巴狗血管钳(bulldog)钳夹即可,留待切肝时切断(保留侧残端缝扎后再结扎)(图Ⅱ-ⅱ-1-4)。

③肝右动脉和门静脉右支结扎、切断/钳夹阻断后,沿着主门静脉裂(main portal fissure)的左、右半肝分界线在肝表面上就可清晰地显示出来。若能在门静脉右支的上方辨认出右肝管走行,可在距左右肝管汇合部约1cm处将其结扎切断。但是,在右肝管走行不是十分明了时,最好留待切肝的最后阶段处理,以策安全。

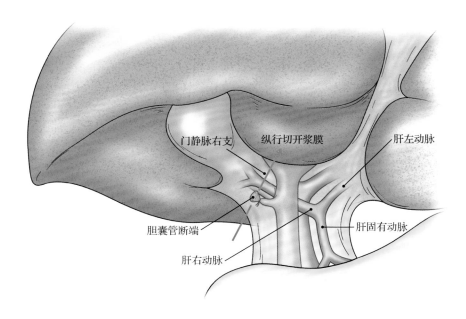

门静脉右支　　纵行切开浆膜　　　　　　肝左动脉

胆囊管断端

肝右动脉

肝固有动脉

图Ⅱ-ⅱ-1-2 分离解剖肝门

3 游离肝脏

具体操作参见前述相关章节。这时,术者可坐在椅子上,要注意术者应该正对着术野。此时,肝门处理已结束,笔者的做法是先切断肝右动脉和门静脉右支,再离断肝实质。

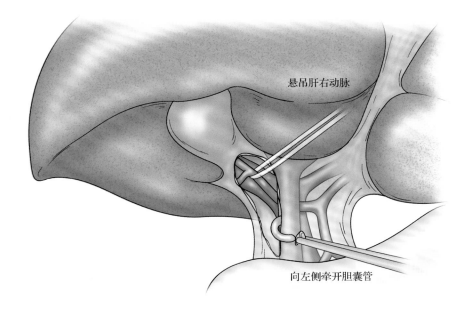

悬吊肝右动脉

向左侧牵开胆囊管

图 Ⅱ-ii-1-3 切断肝右动脉

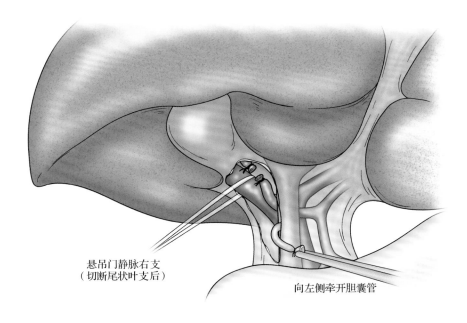

悬吊门静脉右支
（切断尾状叶支后）

向左侧牵开胆囊管

图 Ⅱ-ii-1-4 切断门静脉右支

①参照右半肝游离相关章节。在第2肝门处，显露出肝上下腔静脉、肝右静脉和肝左中静脉共干，充分分离肝右静脉、肝中静脉之间的间隙（图Ⅱ-ⅱ-1-5）。在肝脏下方，从第1肝门向外侧，电刀切开肝肾韧带（图Ⅱ-ⅱ-1-6），显露肝下下腔静脉。接着，紧贴肝表面，顺次切断右三角韧带和右冠状韧带，分离肝裸区。向后方推开右肾上腺，切断右肾上腺与肝脏的融合组织，显露下腔静脉右侧壁（图Ⅱ-ⅱ-1-7）。然后，由下而上逐一结扎切断肝短静脉。对肝右下静脉或肝右中静脉，中枢侧缝扎后切断，双重结扎；或者是血管钳钳夹后切断，中枢侧断端血管缝线连续缝合闭锁。因为下腔静脉韧带内走行着小静脉，应先结扎后切断。接着悬吊肝右静脉。

②可用 Vascular Endo-GIA 切断肝右静脉，或者是上血管钳后切断，两侧断端血管缝线连续缝合闭锁（图Ⅱ-ⅱ-1-8）。

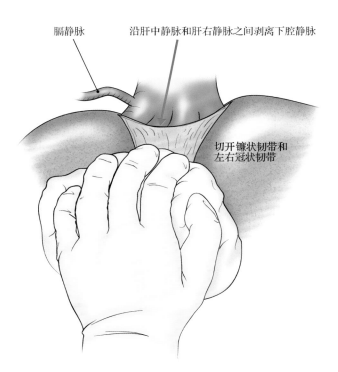

膈静脉　　　　沿肝中静脉和肝右静脉之间剥离下腔静脉

切开镰状韧带和左右冠状韧带

图Ⅱ-ⅱ-1-5 分离肝右静脉、肝中静脉

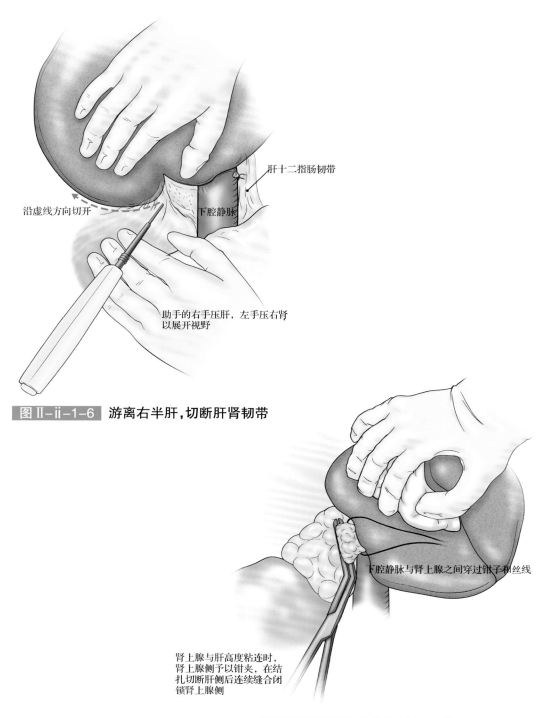

肝十二指肠韧带

沿虚线方向切开

下腔静脉

助手的右手压肝，左手压右肾
以展开视野

图Ⅱ-ii-1-6 游离右半肝，切断肝肾韧带

下腔静脉与肾上腺之间穿过钳子和丝线

肾上腺与肝高度粘连时，
肾上腺侧予以钳夹，在结
扎切断肝侧后连续缝合闭
锁肾上腺侧

图Ⅱ-ii-1-7 分离右侧肾上腺

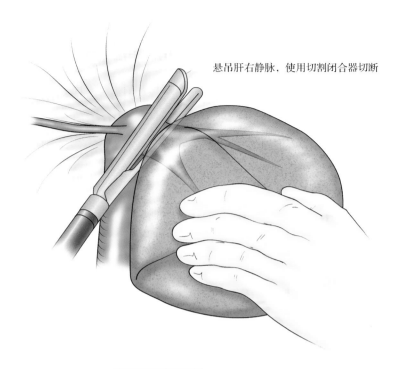

悬吊肝右静脉、使用切割闭合器切断

图 Ⅱ-ⅱ-1-8 **切断肝右静脉**

4 切肝和处理 Glisson 鞘

切肝前，静推水溶性氢化可的松 100mg，Pringle 法阻断肝门，以钳夹－破碎法逐步离断肝实质。癌研有明医院通过随机对照试验表明：先以血管钳钳夹－破碎肝实质，再以 LigaSure™ 融合闭锁残留的管道结构，是一种效果很好的切肝法（Pean crush+LigaSure 法）[5]，而且最近推出的小号 LigaSure™ 使切肝更加方便。特别是用于右半肝切除时，沿着主门静脉裂离断肝实质，几乎遇不到需要结扎的管道结构。因此，我们体会 LigaSure™ 最适于这种肝切除。若有肝中静脉出血，术者左手示指压迫其根部即可控制出血。

①开始切肝前，沿着左、右半肝分界线，在肝表面电刀标记切肝线。在事先没有切断右肝管时，脏面的切肝线应标记在远离左肝管的地方，并在此处大针粗线缝合 1 针做标记。接着，将脏面的切肝线延续至右侧尾状叶。LigaSure™ 切肝达一定程度后，接下来的操作就越来越容易了。

②切肝从标记线的下端——胆囊床开始，首先显露出肝中静脉的分支。在几乎所有的患者中，在切肝的这个阶段都可遇到肝中静脉的 S5 分支（V5），沿着 V5 向中枢侧追踪分离，即可到达肝中静脉主干（图 Ⅱ-ⅱ-1-9）。保留肝

中静脉,但要在残肝断面上全程显露出其右侧壁。沿着肝中静脉中线,离断其上方的肝组织。沿着主门静脉裂离断肝实质,罕见遇到横跨的 Glisson 分支。因此,基本上无须结扎,仅靠 LigaSure™ 离断即可。完全显露直至其根部的肝中静脉右侧壁,之后转向离断肝中静脉下方的肝实质。此处可有横跨的右侧尾状叶 Glisson 分支,有时比较粗大,应先结扎后切断。此时,术者应将左手示指指尖置于左右尾状叶之间,引导肝切除。

③最后,缝扎右侧 Glisson 鞘(胆管),切断后双重结扎。或者是血管钳钳夹右侧 Glisson 鞘,切断后,保留侧断端血管缝线连续缝合闭锁(图Ⅱ–ⅱ–1–10)。感觉胆管切断太靠近汇合部时,可插管胆囊管并注入空气,术中超声确认左肝管内有空气进入,说明左肝管开口未受影响,这就是术中胆道注气造影(air injection cholangiography)。

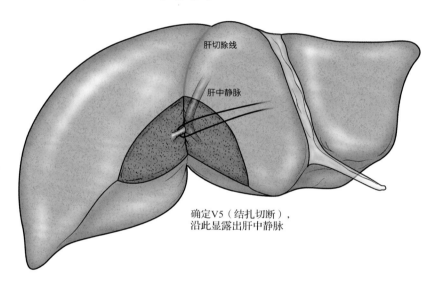

图Ⅱ–ⅱ–1–9 **离断肝实质,显露出肝中静脉**

5 止血与关腹

①切肝结束后,残肝断面充分压迫止血(大约压迫 10 分钟),确认无出血。若有出血,电凝出血点、氩气喷凝或血管缝线缝合止血。

②自胆囊管残留端插入 6Fr. 导管,注入空气行胆漏试验。若有胆漏,血管缝线局部缝合闭锁漏孔。

③彻底止血后,肝断面贴敷特可考止血纱布。3000ml 温生理盐水冲洗腹腔。肝断面上留置引流管,但不要直接接触显露的肝静脉(图Ⅱ–ⅱ–1–11)。

④关腹时,横切口筋膜分 2 层缝合,正中切口 1 层缝合。间断缝合皮下、皮肤。最后伤口盖无菌敷料。

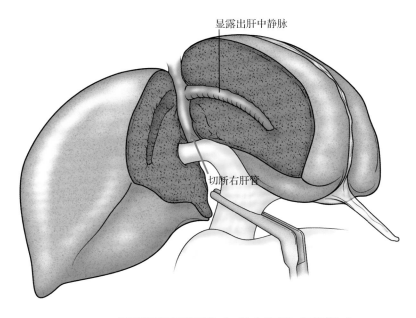

显露出肝中静脉

切断右肝管

图 Ⅱ-ⅱ-1-10 切断右肝管,切肝结束

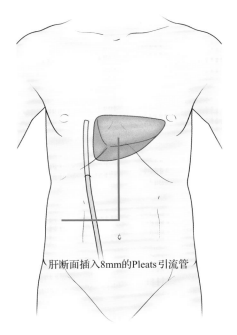

肝断面插入8mm的Pleats引流管

图 Ⅱ-ⅱ-1-11 留置引流管

术后检查

　　由于肝实质切除量大,因此要注意肝功能衰竭的发生。从术后第 1 天起,每天都要检查 T–Bil、D–Bil 和 PT(PT% 和 PT–INR)。术后紧接着的几天,T–Bil 和 PT–INR 可有所升高。但术后第 5 天以后仍继续上升,按国际肝脏外科研究组(International Study Group of Liver Surgery,ISGLS)的定义[6]就属肝功能衰竭了。如何治疗要慎重考虑:能否保持足够的尿量,呼吸状态有无改变,胸腔积液、腹水和体重如何变化,炎症有无平复下来等。适时行超声或增强 CT 检查,准确把握病情,随时更新治疗方案。一旦判断失误,延误治疗,待肝功能衰竭进一步发展就无法挽回了。

参考文献

[1] 三木健司ほか : 残肝機能から見た肝細胞癌の手術適応. 外科治療, 2003; 89: 161-167.

[2] Kubota K, et al: Measurement of liver volume and hepatic functional reserve as a guide to decision-making in resectional surgery for hepatic tumors. Hepatology 1997; 26(5): 1176-1181.

[3] Seyama Y, et al: Long-term outcome of extended hemihepatectomy for hilar bile duct cancer with no mortality and high survival rate. Ann Surg 2003; 238(1): 73-83.

[4] Nagino M, et al: Two hundred forty consecutive portal vein embolizations before extended hepatectomy for biliary cancer: surgical outcome and long-term follow-up. Ann Surg 2006; 243(3): 364-372.

[5] Saiura A, et al: Usefulness of LigaSure for liver resection: analysis by randomized clinical trial. Am J Surg 2006; 192(1): 41-45.

[6] Rahbari NN, et al: Posthepatectomy liver failure: a definition and grading by the International Study Group of Liver Surgery (ISGLS). Surgery 2011; 149(5): 713-724.

2 右后叶切除

JR 东京综合医院消化外科　竹村信行

适应证

- 若是肝癌患者,右后叶切除的适应证如下(图 II–ii–2–1A, II–ii–2–1B):

①原发性肝癌(肝细胞癌、肝内胆管细胞癌)靠近右后叶 Glisson 鞘主干或 S6/S7Glisson 鞘根部时;

②转移性肝癌侵犯,或是接近右后叶 Glisson 鞘主干时;

③多发转移性肝癌集簇分布在右后叶范围内时。

- 同时发生于 S6 和 S7 外周的原发性肝癌,需行解剖性 S6 和 S7 切除时 (图 II–ii–2–1C, II–ii–2–1D)。

- 肝内胆管细胞癌一般都附加肝门淋巴结清扫,但对可行右后叶切除的肝内胆管细胞癌,不必清扫胃小弯淋巴结。

- 对转移性肝癌,基本上都选择局部切除,只要能确保足够的切缘(切除侧肝断面上不能露出肿瘤)。但对原发性肝癌(肝细胞癌、肝内胆管细胞癌)来说,标准术式应是解剖性切除[1]。

- 在合并切除肝右静脉的扩大右后叶切除时,原归肝右静脉引流的区域就变成了淤血区,在计算预定残留肝体积时,要减去这部分无功能的区域[2]。如“模拟肝切除”一章所述,癌研有明医院术前都应用 SYNAPSE VINCENT® 软件进行模拟肝切除,同时计算出切除肝体积、残肝体积和无淤血的残肝体积。

- 右后叶切除对肝体积的要求,如“术前处理”和“门静脉分支栓塞”中所述。

① ICG–R15<10% 时,除去淤血区域的功能残肝体积 / 全肝体积应在 30% 以上。

② 10%<ICG–R15<20% 时,功能残肝体积 / 全肝体积应在 40% 以上。

- 在拟行右后叶切除时,除了合并严重肝硬化的患者,按上述标准来判断有无手术指征很罕见。但是,对大肠癌多发肝转移拟行右后叶切除 + 多处局部切除时,或者因术前化疗合并肝功能损害时,应该仔细评估减掉切除体积的无淤血残肝体积。若按上述标准来判断有无手术指征,就罕见例外了。

在怀疑脉管被肿瘤侵犯时，当然可以根据肿瘤和脉管的关系来判断。但在胆管或门静脉被肿瘤浸润直达附近的右后叶 Glisson 鞘时，右半肝切除更适合，只要肝功能许可

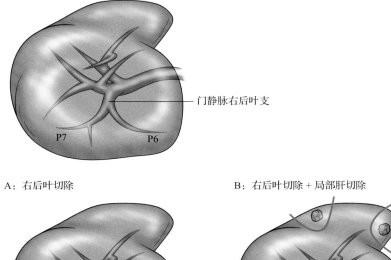

门静脉右后叶支

P7　　P6

A：右后叶切除

B：右后叶切除 + 局部肝切除

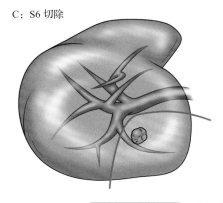

C：S6 切除

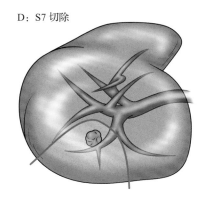

D：S7 切除

图Ⅱ-ii-2-1 适合右后叶切除的肿瘤与脉管关系

● 在拟行右后叶切除时，若肿瘤靠近第 1 肝门，应分离解剖肝门，显露各个脉管，之后逐个处理[3]；若是远离第 1 肝门的转移性肝癌，则可应用 Glisson 鞘一并处理法[4]。

术前检查

① ICG-R15 检查,计算各部肝体积。

②注意有无解剖学变异,特别是肝动脉变异,有无门静脉分支形态异常。

③有无肝右后下静脉[5]或粗大肝短静脉[6],在游离右肝之前必须了解清楚。

④影像学图像上有无胆管扩张、有无门静脉侵犯征象,如增强 CT 动脉期时的衰减差异(attenuation difference)[7]。

手术步骤

1 切口(备开胸)

2 术中超声检查、超声造影

3 切除胆囊,胆囊管插管待之后的胆漏试验

4 游离右半肝,结扎切断肝短静脉

5 悬吊肝右静脉

6 肝门部操作 : 逐个处理法 /Glisson 鞘一并处理法

7 切肝 / 处理右后叶 Glisson 鞘

8 关腹

手术技术

1 切口(备开胸)

先经上腹正中切口进腹,探查腹腔有无肿瘤种植或远隔淋巴结转移等使手术切除无效的因素。对转移性肝癌或肝内胆管细胞癌(病理诊断为腺癌时),进腹后还应洗涤腹腔,行洗涤液细胞学检查。

若无肿瘤种植或远隔淋巴结转移,则按反 "L" 形,延长切口。右后叶肿瘤巨大时可经第 9 肋间开胸,但通常都无须开胸。

另外,切除剑突可扩大肋弓角度。

手术要点	横行切开至腋后线,即便不开胸也可取得良好的视野(图Ⅱ-ⅱ-2-2)。 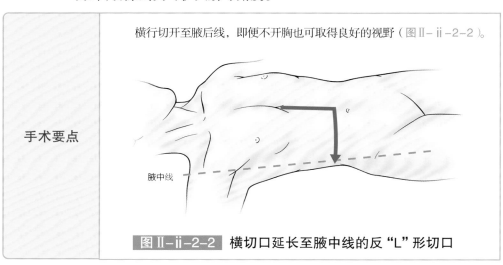 腋中线

图Ⅱ-ⅱ-2-2 横切口延长至腋中线的反 "L" 形切口

2 术中超声检查、超声造影

①首先行术中超声检查,把握肿瘤和脉管的位置关系。

②接着静推 Sonozoid® 行超声造影,主要是确认预定保留的肝脏内没有新的肿瘤病灶。

3 切除胆囊,胆囊管插管待之后的胆漏试验

接着切除胆囊,胆囊管插管以备之后的胆漏试验。

手术注意点	胆漏试验阳性且反复几次缝合胆管时,判断术后发生胆漏的风险很大,这时可不拔除胆囊管插管,留作胆道减压。关腹后将导管引出体外。

4 游离右半肝,结扎切断肝短静脉

之后游离右半肝,结扎切断肝短静脉(参阅"游离肝脏")。另外,若有肝右后下静脉,也将其结扎切断或上血管钳,切断后缝合闭锁断端(参阅"游离肝脏")。

在第 2 肝门处,切断肝镰状韧带,向右连续切断右冠状韧带。然后充分分离显露出肝上下腔静脉的前壁。

手术要点	细小肝短静脉电凝后可直接切断或以 LigaSure™ 融合闭锁后切断。较粗的肝短静脉应结扎后切断,或者是缝扎下腔静脉侧断端。对特别粗大的肝短静脉,两侧应上血管钳,切断后残端以 5-0 Prolene 连续缝合闭锁。

手术注意点	肝短静脉,特别是尾状叶静脉在下腔静脉前左侧分布较多,但右侧也有分布(图Ⅱ-ⅱ-2-3)。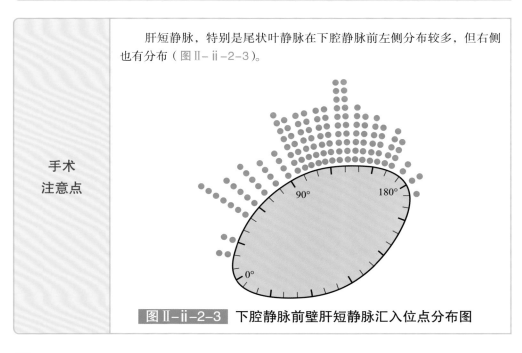

图Ⅱ-ⅱ-2-3 下腔静脉前壁肝短静脉汇入位点分布图

手术 注意点	在游离右半肝或处理肝短静脉等操作当中引起下腔静脉出血时，要注意以指尖压迫出血点时不可用力过大。若用力压迫止血，一不小心反而扩大了开口。

5 悬吊肝右静脉

充分分离肝右中静脉之间的凹陷，显露出下腔静脉前壁，之后悬吊肝右静脉就容易多了（图Ⅱ-ⅱ-2-4）。

手术要点	在门静脉右后支合并癌栓时，为了防止游离肝脏而致癌栓脱落或使癌栓进一步延伸至中枢侧，应先分离肝门，结扎切断门静脉右后支以后，再游离肝脏。

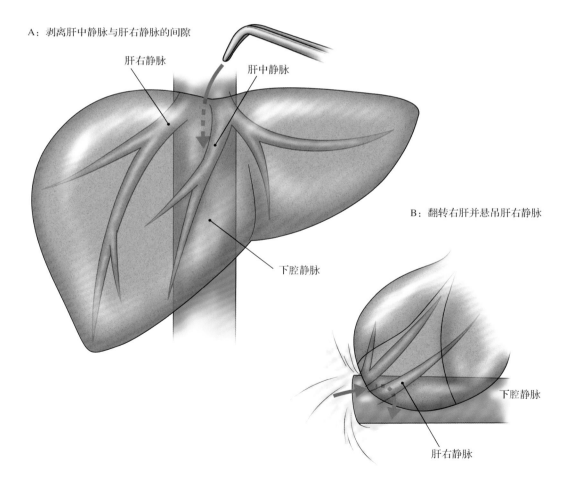

A：剥离肝中静脉与肝右静脉的间隙

肝右静脉

肝中静脉

下腔静脉

B：翻转右肝并悬吊肝右静脉

下腔静脉

肝右静脉

图Ⅱ-ⅱ-2-4 悬吊肝右静脉

6 肝门部操作

逐个处理法

在逐个处理右后叶脉管时,先靠近肝十二指肠韧带右缘,向 Rouvier 沟 (Ganz's fissure) 方向剪开其表面的浆膜,分离显露出肝动脉右后支。接着稍做分离,显露出其深面的门静脉右后支,分别悬吊。接着分别以哈巴狗血管夹阻断,术中多普勒超声检查右前叶,确认其动脉和门静脉血流没有下降,然后逐一结扎、切断。

或者在 Rouvier 沟内先分离出肝动脉右后支,将其结扎切断;接着紧贴门静脉右支主干向右下方进一步分离,就很容易显露出门静脉右后支(图Ⅱ-ⅱ-2-5)。逐一切断后,肝表面上就出现了分界线。

Glisson 鞘一并处理法

在一并处理 Glisson 鞘时,可先用电刀切开 Rouvier 沟上、下方的肝包膜,然后用一把钝头、弯曲大的血管钳从上方插入,沿着 Glisson 鞘和肝实质之间,朝向下方开口穿出并带线(图Ⅱ-ⅱ-2-6)。钳夹,试阻断其中的血管,若能确认右前叶的动脉、门静脉血流没有问题,可在此阶段以 1-0 丝线将悬吊的右后叶 Glisson 鞘结扎一道。肝表面上就可出现分界线 (图Ⅱ-ⅱ-2-7)。

当 S6 的门静脉支 P6 和 S7 的门静脉支 P7 各自从主干发出时(即 P6 和 P7 无共干或共干很短时),应用上述的 Glisson 鞘一并处理法就很困难了(图Ⅱ-ⅱ-2-8)。遇到这种情况时,可先悬吊右侧 Glisson 鞘主干和右前叶 Glisson 鞘。然后,将悬吊 Glisson 鞘主干的吊带上端从右前叶 Glisson 鞘的后方穿过,就等于悬吊了右后叶 Glisson 鞘。但癌研有明医院在这种情况下,先不处理右后叶 Glisson 鞘,而是用术中超声明确 P6 和 P7 的根部,据此来设定切肝线。然后在切肝过程中,在肝断面上显露出 S6 和 S7 的 Glisson 鞘,逐个处理。

手术要点	应用 Glisson 鞘一并处理法时,血管钳不能向肝实质内插入过深。电刀切开肝包膜后,用钳尖试探着 Glisson 鞘的后壁,慢慢插入。另外,尽量使用钝头、弯曲大的血管钳,以免损伤细小的 Glisson 鞘分支。

7 切肝 / 处理右后叶 Glisson 鞘

肝门部操作结束后,在肝表面电刀标记切肝线,就准备离断肝实质了。

在 Pringle 法肝门阻断下切肝。每次阻断 15 分钟,松开 5 分钟,如此重复。在松开的过程中,术者先对拢肝断面,双手从两侧压迫肝断面,防止松开后肝断面无谓出血。切肝时,术者左手将肝脏托起,降低肝断面上的静脉压,减少术中出血。同时术者拇指协助展开肝断面(图Ⅱ-ⅱ-2-9A)。

A：切除胆囊、纵行剪开肝十二指肠韧带右缘浆膜

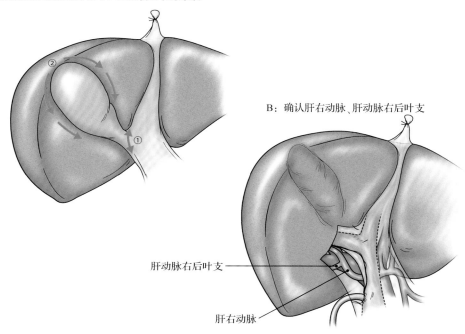

B：确认肝右动脉、肝动脉右后叶支

肝动脉右后叶支

肝右动脉

C：确认门静脉右后叶支

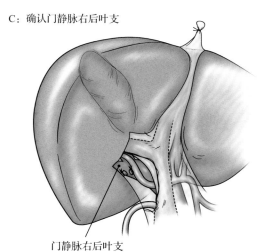

门静脉右后叶支

D：切断肝动脉右后叶支和门静脉右后叶支

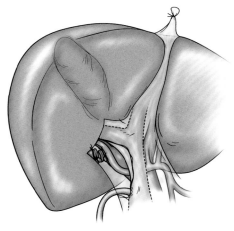

图Ⅱ-ⅱ-2-5 肝门部操作（逐个处理法）

A：切开肝包膜；电刀切开 Rouvier 沟上、下方的肝包膜 *

切开 Rouvier 沟腹侧、背侧的肝被膜

C：侧面像

B：插入弯曲的血管钳；顺着 Glisson
鞘的后面，试探着插入血管钳

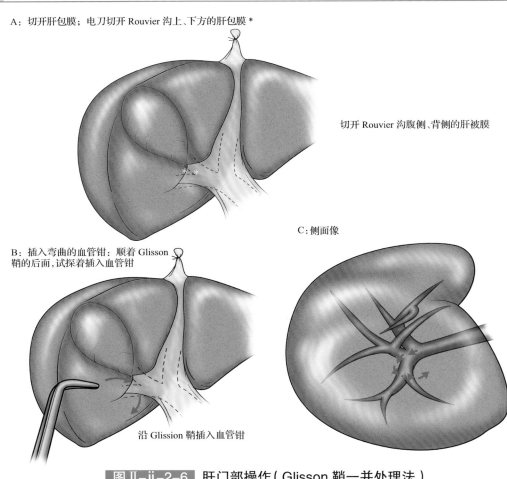

沿 Glisson 鞘插入血管钳

图 Ⅱ-ⅱ-2-6 肝门部操作（Glisson 鞘一并处理法）

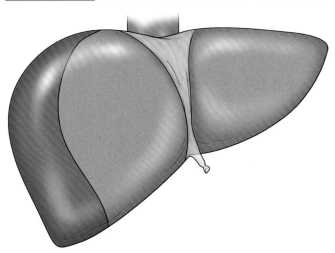

图 Ⅱ-ⅱ-2-7 肝门处理后，肝表面上显示的分界线

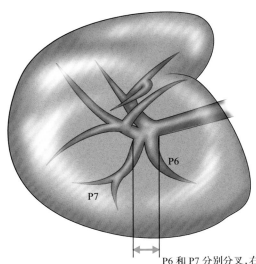

P6

P7

P6 和 P7 分别分叉, 右后叶的 Glisson 鞘较宽

图 Ⅱ-ⅱ-2-8 难以一并法处理的右后叶门静脉分支形态

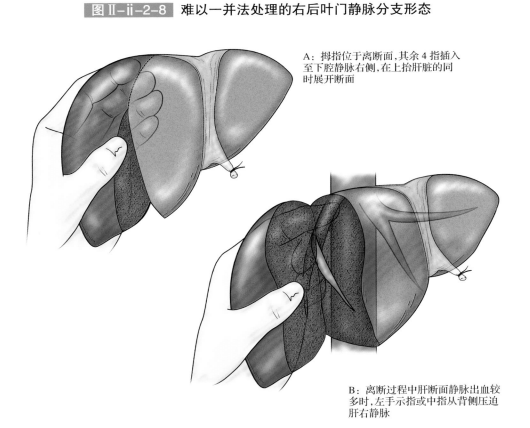

A: 拇指位于离断面, 其余 4 指插入至下腔静脉右侧, 在上抬肝脏的同时展开断面

B: 离断过程中肝断面静脉出血较多时, 左手示指或中指从背侧压迫肝右静脉

图 Ⅱ-ⅱ-2-9 切肝中术者左手的作用

尽管如此,肝断面上还是有明显的静脉性出血时,术者可将左手示指或中指插在肝右静脉根部的后方,并向上轻轻顶起,压迫其根部,这样就可减轻出血(图Ⅱ-ⅱ-2-9B)。

手术要点	术者左手拇指协助展开肝断面,剩下的 4 指将肝脏向左上方托起。置于肝脏后面、托起肝脏的 4 指指引切肝方向。肝断面上的静脉性出血很明显时,术者可将左手示指或中指插在肝右静脉根部,从其后方顶起,压迫其根部,减少出血(图Ⅱ-ⅱ-2-9)。

手术注意点	对肝断面上的静脉性出血,多数情况下电凝即可止血。但若静脉破损较大时,应以 4-0 或 5-0 Prolene "8" 字缝合止血。

切肝顺序:①首先从足侧开始离断肝实质;②到达肝右静脉后,应先离断其正上方的肝实质;③这样切肝直至肝右静脉根部;④接着离断肝右静脉下方的肝实质;⑤在肝右静脉下方的断面上,显露出右后叶 Glisson 鞘及其中胆管,结扎后切断(图Ⅱ-ⅱ-2-10);⑥最后切断残存的肝实质。

手术要点	●切肝时,术者左手握住整个右后叶,并向左上方托起。但托起肝脏后,其实质内脉管的位置关系也会随着改变,在切肝时要经常想到这点。 ●为了体现出正确的肝断面,就必须尽快到达肝右静脉,并沿着包含了肝右静脉的平面离断肝实质。另外,离断的顺序基本上是先离断肝右静脉正上方的肝实质,直至其根部。然后再离断其下方的肝实质。

在采用逐个法处理肝门时,由于右后叶的动脉支和门静脉支已经结扎切断,此时与肝门板连续的纤维组织中只含胆管,缝扎后切断(图Ⅱ-ⅱ-2-11)。

在诊断为肝内胆管细胞癌或转移性肝癌且怀疑肿瘤浸润至右后叶 Glisson 鞘附近时,或者是在合并胆管癌栓的肝细胞癌时,切肝结束后一定要探查胆管断端及胆管腔,确认切缘阴性后缝合闭锁胆管断端。怀疑肿瘤已经浸润了 Glisson 鞘时,胆管断端应行术中冰冻病理检查,若切缘癌阳性且肝功能许可,最好扩大手术——改为右半肝切除。

因此,即使预定是右后叶切除,术前也要考虑到以上这几种情况,在计算肝脏各部分体积时,必须计算右半肝体积。

在 Glisson 鞘一并处理的患者中,在切肝达到了跨越肝右静脉的 Glisson 鞘时,显露出先前的结扎线,再以 2-0 PDS 缝扎一道后切断。接着,朝向下腔静脉右缘,直接切断肝右静脉下方的肝实质。

在肝断面上,全程显露出肝右静脉(图Ⅱ-ⅱ-2-12)。在肿瘤侵犯了肝右静脉、需合并切除时,应该先沿着肝右静脉左缘开始离断肝实质,待离断

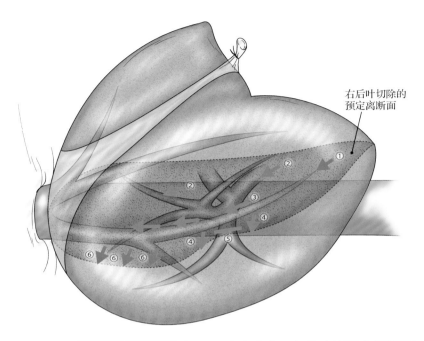

右后叶切除的
预定离断面

图Ⅱ-ⅱ-2-10 切肝顺序和方向；右后叶的预定肝切面

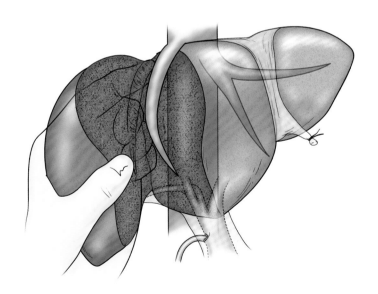

图Ⅱ-ⅱ-2-11 切断右后叶胆管

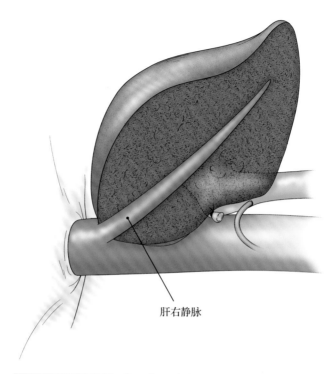

肝右静脉

图Ⅱ-ii-2-12 残肝断面（向左上翻起的示意图）

过被肿瘤浸润的位置后，立即切断肝右静脉，然后将切肝路线转换到肝右静脉右缘。之后的操作与不切断肝右静脉时一样，沿着其右缘进一步离断肝实质（图Ⅱ-ii-2-13A）。

若肿瘤侵犯了肝右静脉根部，就必须在其根部切断（图Ⅱ-ii-2-13B）。

A：肝右静脉受浸润时

B：肝右静脉根部受累时

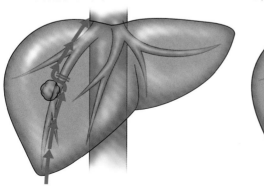

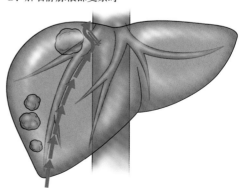

图Ⅱ-ii-2-13 肝右静脉切断位点及切肝方向

此时,下腔静脉侧应上血管钳,切断后断端用 5-0 Prolene 缝线缝合闭锁,也可用 Vascular Endo-GIA 闭锁 + 切断。

8 关腹

移去标本后,行胆漏试验。一边用手压迫 Vater 乳头,一边自先前的胆囊管插管注入空气。若有胆漏,应以 6-0 PDS "8" 字缝合破损,确认无胆漏后,拔除插管,双重结扎胆囊管。

若十分担心术后胆漏,也可不拔除胆囊管插管,留作减压用。这时,为了便于术后拔除,可用 Vicryl 等可吸收线将插管固定于胆囊管上。

冲洗腹腔,彻底止血后,在肝断面上以显露的肝右静脉为中心贴敷特可考止血纱布,这样可预防引流管接触肝静脉以及肝断面出血。肝断面上留置 8mm Pleats 引流管 1 根,接负压吸引瓶。

肝门部和正中切口下方贴敷 Seprafilm 薄膜,防止术后粘连。

术后检查

- 手术结束后应拍腹部平片,确认引流管插入方向及其头端位置。若引流管头端直接朝着肝断面,有可能是戳在肝断面上;或者是插入过深、顶在膈肌上,这时,可将引流管拔出少许。
- 同肝切除术后处理常规,要注意引流液的性状和引流量。如"术后处理"所述的那样,术后前 3 天每天做引流液生化检查和细菌培养,若无胆漏且细菌培养阴性,可在术后第 3 天拔除引流管。
- 任何形式的肝切除都可合并胸腔积液,但是,右后叶切除后并发右侧胸腔积液的概率特别大。这是因为肝断面的炎症特别容易波及附近的膈肌。首先的处理方法是利尿控制积液,但若合并发热,就要怀疑因大量胸腔积液限制了右肺扩张而并发了肺不张,这时应穿刺抽液。
- 另外,要注意监测体重和尿量,调整利尿剂用量,适当补充白蛋白,定期超声检查,这些都是肝切除术后的常规处理项目。

参考文献

---

[1] Hasegawa K, et al: Prognostic impact of anatomic resection for hepatocellular carcinoma. Ann Surg 2005; 242(2): 252-259.

[2] Mise Y, et al: Venous reconstruction based on virtual liver resection to avoid congestion in the liver remnant. Br J Surg 2011; 98(12): 1742-1751.

[3] Kokudo N, et al: Hepatic hilar transection method for liver surgery. J Hepatobiliary Pancreat Sci 2012; 19(1): 9-14.

［4］Yamamoto M，et al: Glissonean pedicle transection method for liver surgery. J Hepatobiliary Pancreat Sci 2012; 19(1): 3-8.

［5］Makuuchi M，et al: The inferior right hepatic vein: ultrasonic demonstration. Radiology 1983; 148(1): 213-217.

［6］Takemura N，et al: Morphometric analysis of caudate veins for advanced liver surgery. HPB(Oxford) 2010; 12(9): 619-624.

［7］Nishikawa J，et al: Lobar attenuation difference of the liver on computed tomography. Radiology 1981; 141(3): 725-728.

3 右前叶切除

国际医疗福祉大学医院外科　**野吕拓史**

适应证[1,2]

- 局限于右前叶的肝肿瘤或肝内胆管病变,胆红素正常,ICG-R15<20%,均可手术。
- 从肿瘤位置来讲,凡局限于右前叶的肝肿瘤或肝内胆管病变都有切除指征。
- 有绝对适应证的是这样的病例:若单独切除 S5 或 S8,从肿瘤学上来讲又觉得切除不完全,而且患者的肝损害又比较轻。但是,若行右半肝切除,又不具备安全可靠的肝功能。
- 对肝功能的要求,基本上遵循幕内标准:①无腹水;②胆红素正常;③ ICG-R15<19%。但是,右前叶占全肝体积的比例个体差异较大,因此,术前要计算肝脏各部分体积以确认手术安全性。
- 本术式的优点:既可减少切除的肝体积,又能达到解剖性切除。对受各种限制(如肝功能)的肝细胞癌手术来说,这是一个特别有用的术式。
- 禁忌证是患者的肝功能差。对 ICG-R15>20% 的患者,应该选择切除范围比较小的术式。

术前检查

- 患者取仰卧位。左上肢伸直贴于体侧,无须外展。
- 右侧肝脏拉钩固定在右肩的延长线上,左侧肝脏拉钩固定在左腋窝的延长线上。
- 要注意:应该和麻醉医生保持密切交流。
- 术前要委托麻醉医生留置中心静脉导管;术中要委托麻醉医生减少输液、减少潮气量、控制麻醉深度,以在切肝时充分降低 CVP。

手术顺序

1. 切口
2. 腹腔探查,术中超声检查
3. 肝门部操作
4. 肝脏游离
5. 切肝(离断肝实质)
6. 止血,胆漏试验
7. 留置引流管
8. 关腹

手术技术

1 切口

我们一般都选反"L"形切口（图Ⅱ-ⅱ-3-1）。上腹正中切口上起剑突，下至脐上2横指。若备开胸，横切口应朝向第9肋间；不开胸时，横切口朝向第11肋间。

为了保证肝静脉下腔静脉汇入处（第2肝门）有清晰的视野，应切除剑突。为了方便之后的关腹，此时可将两侧的腹直肌前、后鞘用2-0可吸收线分别缝合1针，对拢腹直肌前、后鞘。

在正中切口的下端，结扎切断肝圆韧带，肝脏侧留长，以备切肝时牵引用。沿着腹壁切断肝镰状韧带后，切口周围铺盐水纱垫，安装肝脏拉钩，将两侧肋弓向左右拉开（图Ⅱ-ⅱ-3-2）。

2 腹腔探查，术中超声检查

视诊、触诊确认无远处转移或其他病变后，行术中超声检查。
①确认肿瘤的位置和范围、有无脉管侵犯。

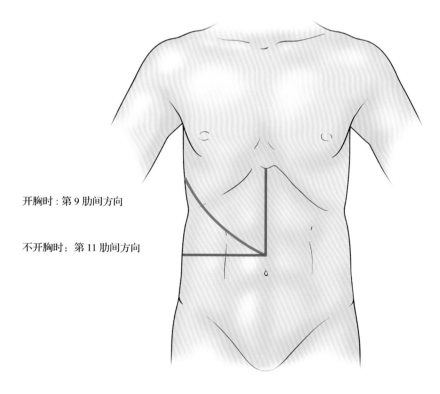

开胸时：第9肋间方向

不开胸时：第11肋间方向

图Ⅱ-ⅱ-3-1 切口

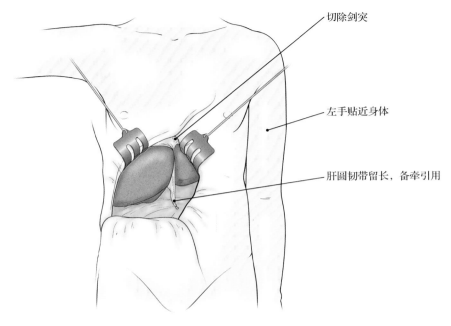

切除剑突

左手贴近身体

肝圆韧带留长，备牵引用

图Ⅱ-ii-3-2 体位和术野显露

②检查有无术前 CT 没能发现的肝内转移灶。

③把握肿瘤和脉管的位置关系。显示下腔静脉、肝右静脉、肝中静脉的走行及其分支，显示肝门部 Glisson 分支形态。

3 肝门部操作

　　肝门部脉管的处理方法可分为 2 种：①Glisson 鞘一并处理法，从 Glisson 鞘外面一并处理；②脉管逐个处理法，解剖肝门，分离显露出肝动脉和门静脉的右前支，于根部结扎切断。

　　由于右前叶 Glisson 鞘相当宽，在应用一并处理法时，要在稍微离开根部的末梢侧结扎切断其中的血管。如此操作的好处是可减少胆管损伤。

　　脉管逐个处理法可在其根部结扎切断血管，但此时必须注意右后叶胆管的走行。另外，在合并门静脉癌栓或者是只能在根部切断血管时，就应该选择逐个处理法了[3]。

　　虽然两种方法都有各自的优点，但笔者一般选择脉管逐个处理法。

■ 切除胆囊

　　为有利于保持清晰的视野和之后的胆漏试验，胆囊管残端留长（图Ⅱ-ii-3-3）。

　　于肝十二指肠的右缘，纵行剪开肝总管右侧的浆膜。根据胆囊动脉残端和动脉搏动，分离显露出肝右动脉（图Ⅱ-ii-3-4）。若必要，小心地将其悬吊。

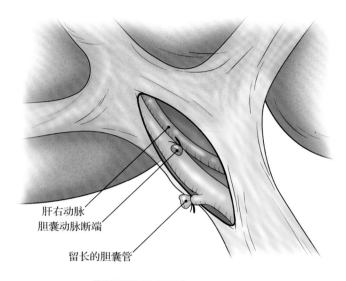

肝右动脉
胆囊动脉断端

留长的胆囊管

图 Ⅱ-ⅱ-3-3 **胆囊切除后**

做最小范围的切开。可把整个肝门部比作一个圆柱状的 Glisson 鞘，然后就像要
打开其下段半周那样，除去纤维结缔组织

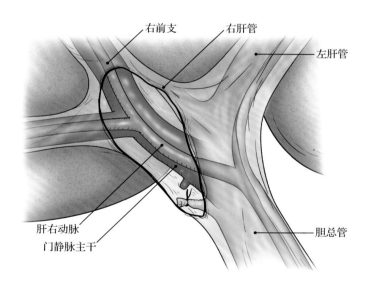

右前支　　右肝管

左肝管

肝右动脉
门静脉主干

胆总管

图 Ⅱ-ⅱ-3-4 **确认肝动脉、门静脉分支**

　　沿着肝右动脉向末梢追踪分离，分别显露出右前、右后分支，确认后，结
扎切断右前支（图 Ⅱ-ⅱ-3-5）。笔者在结扎前以哈巴狗血管钳阻断右前支，
术中超声检查肝脏，确认右前叶动脉血流减少、右后叶动脉血流正常。

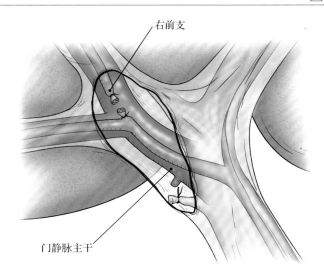

右前支

门静脉主干

图 Ⅱ-ii-3-5 肝动脉右前支切断后

切断肝动脉右前支后,切开处的上方就有了良好的视野,就很容易处理门静脉分支了

　　将胆总管牵向左上方,紧贴门静脉壁分离,先显露出门静脉主干右侧壁,然后分离显露其前壁,直至左右分叉部。在门静脉左右分叉部的后面,有细小的尾状叶门静脉支发出,因此要仔细地分离,逐一结扎切断,然后就可悬吊门静脉右支。沿着门静脉右支,进一步向末梢追踪分离,就可显露右前叶、右后叶门静脉支的分叉部,逐一确认后,结扎切断右前叶门静脉支(图Ⅱ-ii-3-6)。右前叶门静脉支结扎前,也以哈巴狗血管钳阻断,术中超声检查肝脏,确认右前叶门静脉血流减少、右后叶门静脉血流正常。

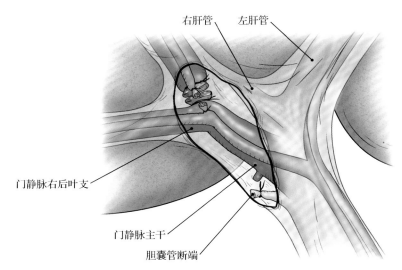

右肝管　　左肝管

门静脉右后叶支

门静脉主干

胆囊管断端

图 Ⅱ-ii-3-6 门静脉右前支切断后

　　右前叶入肝血管处理结束后,肝表面上就显示出缺血区。确认肝右静脉、肝中静脉走行后,在肝表面上以电刀标记缺血区(图Ⅱ-ⅱ-3-7)。

4 肝脏游离

　　充分游离右半肝。顺次切断肝肾韧带、右三角韧带和右冠状韧带,分离肝裸区。在肝上下腔静脉前面显露出 3 支肝静脉的汇入处(图Ⅱ-ⅱ-3-8)。

　　另外,为了防止切肝过程中翻转右肝等操作导致的出血,要切断右肾上腺与肝脏的融合组织。

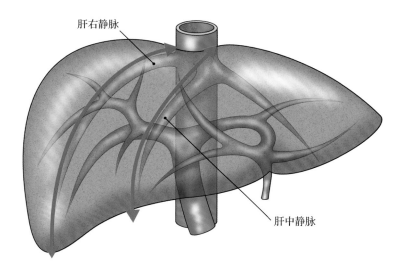

肝右静脉

肝中静脉

图Ⅱ-ⅱ-3-7 右前叶切除范围

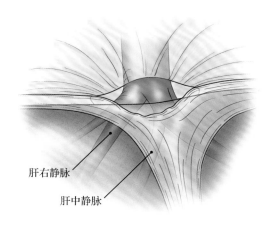

肝右静脉

肝中静脉

图Ⅱ-ⅱ-3-8 分离下腔静脉前面
清楚地显露出 3 支肝静脉的汇入处

5 切肝（离断肝实质）

　　在 Pringle 法（Fogarty 血管钳阻断肝十二指肠韧带）血流阻断下切肝。肝门阻断 15 分钟，开放 5 分钟，如此重复，直至切肝结束。

　　钳夹 - 破碎法（clamp-crushing）切肝。以 Pean 血管钳破碎钳夹肝实质，结扎切断其中残留的管道结构。细小的 Glisson 分支，特别是细小的肝静脉分支可用 LigaSure 融合闭锁后切断，但对直径超过 3mm 的脉管，必须结扎[4]。

　　从左、右半肝分界线的下端开始切肝（图Ⅱ-ii-3-9）。术者左手握住右肝并向左上方托起，第 2 助手提起肝圆韧带向前下方牵引。术者拇指置于肝断面上，协助展开肝断面。

■ 显露肝中静脉右缘

　　在肝断面上，看到肝中静脉分支后就显露出其右侧壁，然后沿着此分支，朝中枢方向追踪分离就可显露肝中静脉主干。术者一边以左手轻轻向外侧掰开肝断面、显露出肝中静脉，一边继续向其根部离断肝实质。在此过程中，必须结扎切断引流 S5 和 S8 的静脉分支（图Ⅱ-ii-3-10）。

　　越过肝中静脉，其下方就属尾状叶了。肝中静脉主干正对着肝门，在肝门（左右门静脉分叉部）的后上方，有支配尾状叶下腔静脉旁部的细小 Glisson 分支发出，可结扎切断几支。肝实质离断中遇到这些细小 Glisson 分支就说明切肝的深度足够了。

　　术后此部位好发胆漏，因此，必须仔细结扎尾状叶的这些细小 Glisson 分支。

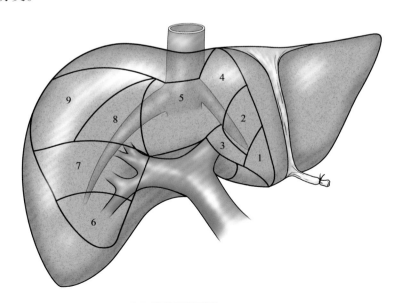

图Ⅱ-ii-3-9 切肝顺序

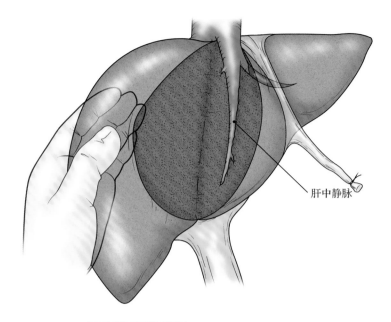

肝中静脉

图Ⅱ-ii-3-10　显露肝中静脉右缘

一旦顺着肝门 Glisson 鞘向右,就可遇到右前叶 Glisson 鞘。此时要注意:右后叶胆管(北绕型)可能走行在血管切断位点的末梢侧,特别容易招致损伤。因此,应该先离断右前叶 Glisson 鞘根部周围的肝实质,设定切断位点(尽量远离根部),结扎后切断。

沿着肝中静脉右缘向上离断肝实质,直至其根部,并显露出下腔静脉前壁。然后转向右侧分离,显露出肝右静脉根部,这些血管都是离断肝实质过程中的标志。

■ 显露肝右静脉左缘

右前叶活动度良好,适当牵引即可置于术野中央。先从右前叶 - 右后叶分界线的下端开始切肝,以先前显露的肝右静脉根部为目标,向中枢侧离断肝实质,在右侧肝断面上全程显露出肝右静脉左缘。最后,离断肝右静脉根部的肝实质,切肝结束(图Ⅱ-ii-3-11)。

■ 切肝时的注意点[5]

①肝中静脉负责引流 S6 时:肝中静脉右支有时粗大,经 S5 走行至 S6,负责引流 S6 或部分 S6。在右前叶切除时,若将其切断,可引起 S6 淤血。在切肝量接近允许的最大切除量时,就要认真考虑选择何种术式(切除 S6 或重建 V6)。因此,术前全面评估很重要。另外,在离断右前叶 - 右后叶之间的肝实质时,若没有遇到此支静脉,就说明肝断面已偏向了右前叶(图Ⅱ-ii-3-12)。

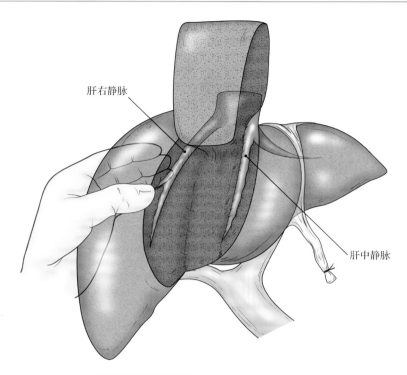

肝右静脉

肝中静脉

图Ⅱ-ii-3-11 显露肝右静脉左缘

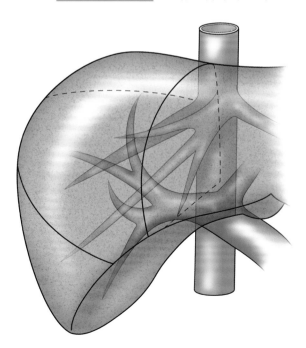

图Ⅱ-ii-3-12 引流 S6 的肝中静脉分支

②肝右下静脉粗大时：此时,肝静脉主干没有延伸至末梢。因此,在末梢侧离断肝实质时,就显露不出肝静脉。

③原则上,在肝实质离断的最后阶段,完全显露出右前叶 Glisson 鞘根部后,再结扎切断。

■ 右前叶 Glisson 鞘的处理

用脉管逐个处理法结扎切断了右前叶的动脉支和门静脉支以后,只剩下胆管残留在操作位点上后方的右前叶 Glisson 鞘中。若在此位点切断胆管,则有可能损伤右后叶胆管,因为右后叶胆管通常在此处与右前叶胆管汇合形成右肝管。因此,右前叶胆管的实际切断位点都要稍稍偏向末梢侧(图 Ⅱ-ⅱ-3-13)。

因肿瘤位置或合并癌栓等因素的影响,有时不得不靠近其根部切断右前叶 Glisson 鞘。这时,应在血流阻断下,锐性切断右前叶 Glisson 鞘,确认胆管开口,并以单丝可吸收线连续缝合闭锁。

6 止血,胆漏试验

切肝结束后,肝断面先铺剪开的无菌手套,其上再压纱垫,压迫止血。加入无菌手套是防止肝断面黏住纱垫。

之后,若有局部继续出血,直接电凝出血点止血或可吸收线缝合止血。

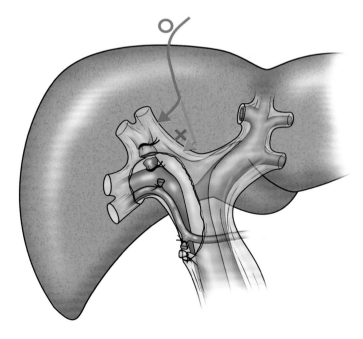

图 Ⅱ-ⅱ-3-13 右前叶 Glisson 鞘的处理方法

自胆囊管残端插入 6Fr. 导管至胆总管,术者一边以拇指、示指捏住下端胆管,一边注入空气,观察肝断面上有无气泡冒出,若有则局部缝合闭锁。

7 留置引流管

若同时开胸,应在右侧胸腔内留置 18Fr. 引流管做闭式引流。

由于关腹可导致引流管位置改变,应先缝合横切口至腹直肌外侧缘,然后才留置引流管。

于胃的小网膜前面留置 10mm 软 Pleats 引流管 1 根,经 Winslow 孔引出体位;肝断面上留置 8mm 的 Pleats 引流管 1 根,但不能损伤肝断面(图 Ⅱ-ⅱ-3-14)。

8 关腹

横切口缝合 3 层、正中切口缝合 2 层关腹。

术后检查

按"肝切除术后处理"。

本术式的肝断面宽大,术后要特别注意以下 2 点。

■ 术后出血

- 虽然发生率低,一旦发生往往致命,因此,必须及时、有效地处理。
- 手术结束时,宽大肝断面上必须仔细止血。

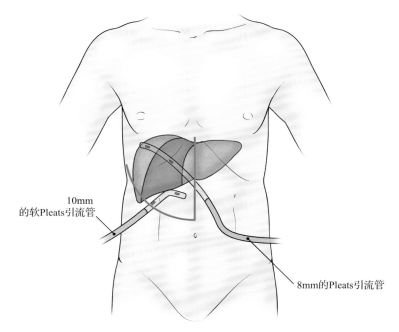

10mm
的软Pleats引流管

8mm的Pleats引流管

图 Ⅱ-ⅱ-3-14 引流管的位置

●另外,出血多发生在术后 2 天内,因此,一定要注意引流管的引流量及形状。生命体征不稳、血性引流液 >100ml/h、持续出血等都是再次开腹手术的判断指标。

■ 胆漏

●术后应比较引流液和血清胆红素浓度。

●若判断有胆漏,应立即行超声或 CT 检查,并确认漏出的胆汁有无通畅引流。其原因多是肝断面上显露的末梢小胆管有破损。若引流通畅,临床观察即可。多数情况是待肠蠕动一恢复,流向十二指肠的胆汁排泄通畅了,就能自愈。

●另外,引流不通畅时,应考虑超声引导下穿刺置管引流,或开腹留置引流管。

参考文献

[1] 幕内雅敏,橋倉泰彦: 肝区域切除の要点 前区域切除. 手術 1993; 47: 449-456.

[2] 幕内雅敏,高山忠利編: 肝臓外科の要点と盲点, 2006, 文光堂.

[3] 小菅智男: 右葉前区域切除. 新 癌の外科 – 手術手技シリーズ 7 肝癌, メジカルビュー社, 2003, p66-70.

[4] Akio Saiura, et al: Usefulness of LigaSure for liver resection: analysis by randomized clinical trial. Am J Surg 2006; 192: 41-45.

[5] 山本順司ほか: 肝前区域・後区域・中央 2 区域切除. 手術 2007; 61（6 臨増）: 693-700.

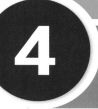

4 右三肝切除

JR 东京综合医院消化外科　**竹村信行**

适应证

肝癌适于右三肝切除的有以下几种情况。

- 右肝巨大肝细胞癌侵及左内叶,即达 S4 门静脉矢状部附近。
- 右半肝 +S4 内散在的多发转移性肝癌,又不能保留右前叶、右后叶或 S4 Glisson 鞘时。
- 右肝内胆管细胞癌浸润 S4 胆管。

但是,与广泛侵犯胆管的胆管癌不同,适于右三肝切除的原发性肝癌和转移性肝癌非常罕见(图Ⅱ-ii-4-1)。

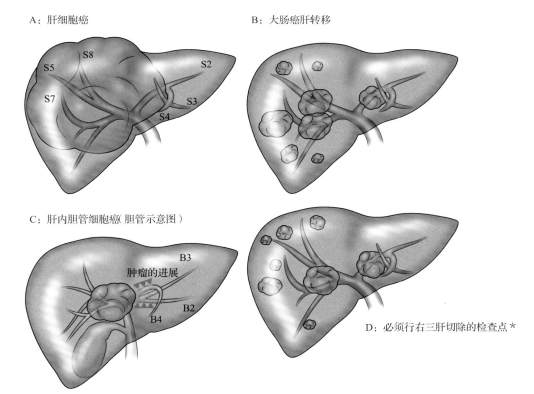

A：肝细胞癌

B：大肠癌肝转移

C：肝内胆管细胞癌(胆管示意图)

肿瘤的进展

D：必须行右三肝切除的检查点 *

图Ⅱ-ii-4-1　**适于右三肝切除的肿瘤**

在讨论肝细胞癌手术时,还要考虑到以后治疗复发病灶带来的风险,手术时尽可能不要切除胆管。因为胆管 – 空肠吻合后的患者若行 TACE 或经皮经肝穿刺射频消融术（PRFA），肠道内细菌很容易进入胆汁,导致肝脓肿。因此,胆管 – 空肠吻合后一般禁忌介入治疗。

另一方面,必须施行右三肝切除的,又多是肝内胆管细胞癌或转移性肝癌伴 Glisson 鞘浸润,几乎都要切除胆管。再者,肝细胞癌若没有侵犯肝门 Glisson 鞘,就无须切除 Spiegel 叶。但是,若肿瘤侵犯了肝门 Glisson 鞘、必须切除肝门部胆管时,也必须合并切除 Spiegel 叶。

分两种情况来具体解说本术式：①不切除肝门部胆管时；②切除肝门部胆管时。

拟行右三肝切除前,必须计算残肝体积。按"模拟肝切除"所述。关于肝切除对残肝体积的要求,按"术前处理"和"门静脉分支栓塞"所述。右三肝切除对残肝体积的要求如下。

- ICG–R15<10% 时,除去肝静脉淤血区域后的预测残肝体积／全肝体积应在 30% 以上。
- 10%<ICG–R15<20% 时,除去肝静脉淤血区域后的预测残肝体积／全肝体积应在 40% 以上。

另外,若右肝肿瘤超过肝中静脉并侵及部分 S4（但没有肝门 Glinsson 鞘或 S4 Glisson 鞘浸润）,这种情况应该施行扩大右半肝切除,而不是右三肝切除。

术前检查

- ICG–R15 检查和肝体积计算
- 有无解剖学异常,特别是残肝只保留左外叶时,必须清楚小网膜内有无左侧异位肝动脉。
- 适于右三肝切除的大多是相当晚的肿瘤,因此,术前必须认真检查,排除肺转移、腹腔种植、远隔淋巴结转移等不能手术因素。

手术顺序

1 切口（合并开胸）

2 术中超声检查、术中超声造影

3 胆囊切除,胆囊管插管,以备之后行胆漏试验

4 肝脏游离,处理肝短静脉

5 肝门部操作,切断动脉,切断门静脉（按

肝右动脉→门静脉右支→S4脉管的顺序）

6 切断肝右静脉

7 切肝,处理肝中静脉

8 胆管 – 空肠吻合

9 关腹

手术技术

1 切口（合并开胸）

- 取上腹正中切口进腹，探查腹腔内有无肿瘤种植或远处淋巴结转移等不能切除因素。
- 对转移性肝癌或肝内胆管细胞癌（病理诊断为腺癌），进腹后要洗涤腹腔，行洗涤液细胞学检查。
- 若没有不能切除因素，按反"L"形向右侧做横切口。
- 靠近肝脏结扎切断肝圆韧带，上端留作术中牵引用（牵引左外叶）。
- 巨大肿瘤时，可向左侧延长横切口，呈倒"T"形；也可做胸腹联合切口，右侧切口朝第9肋间切开。

手术要点	右肝巨大肿瘤或肿瘤侵犯膈肌时，可沿第9肋间开胸，切开膈肌和肋间肌后，术者左手插入胸腔，连同膈肌托起肿瘤，就可获得良好的视野。要点：沿第10肋上缘切断肋间肌直至后背部（图Ⅱ-ⅱ-4-2）。 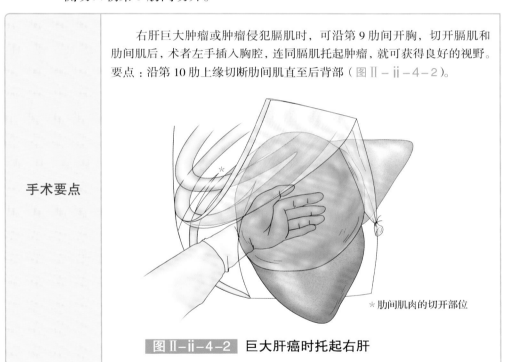 *肋间肌肉的切开部位 **图Ⅱ-ⅱ-4-2** 巨大肝癌时托起右肝
手术 注意点	右肝巨大肿瘤妨碍术野展开时，除了开胸，还可在胸骨附着处切断2根肋软骨，这样就可获得良好的视野（图Ⅱ-ⅱ-4-3）。

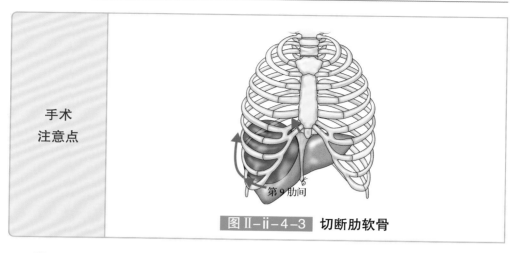

手术
注意点

第9肋间

图Ⅱ-ⅱ-4-3 **切断肋软骨**

2 术中超声检查、术中超声造影

术中超声检查,把握肿瘤和脉管的关系。然后超声造影,确认预定残肝内没有新的肿瘤病灶。

3 切除胆囊,胆囊管插管,以备之后行胆漏试验

若不切除肝门部胆管,接下来就切除胆囊,胆囊管留长,插管,以备后面行胆漏试验之需。

4 肝脏游离,处理肝短静脉

之后,可能的话就游离肝脏并处理肝短静脉,参见第40页"肝脏游离"一节。肿瘤巨大、游离肝脏困难时,也可采用后述的前入路法或肝脏悬吊法。

右三肝切除时,要尽可能地确保残肝血供。可能的话,最好不要去游离左外叶,从右侧分离至 Spiegel 叶与下腔静脉之间的间隙(图Ⅱ-ⅱ-4-4)。

手术要点

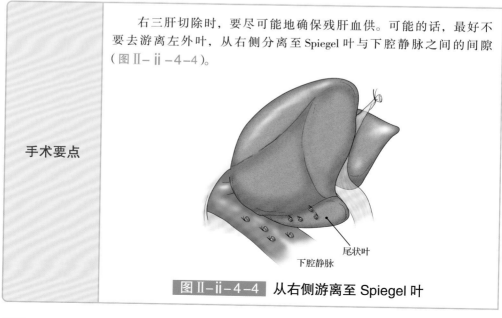

尾状叶

下腔静脉

图Ⅱ-ⅱ-4-4 **从右侧游离至 Spiegel 叶**

- 在肝脏上方,切断镰状韧带,直至下腔静脉前面。进一步连续向右切开右侧冠状韧带,但左侧冠状韧带尽量保留。
- 分离肝右静脉、肝中静脉之间的凹陷,显露出下腔静脉前壁,这样就可方便地悬吊肝右静脉。
- 在预先悬吊肝中静脉时,必须注意不能损伤肝中静脉的裂静脉(umbilical fissure vein),此静脉在肝中静脉根部左侧汇入,走行在肝中静脉和肝左静脉之间、门静脉矢状部上方(图Ⅱ-ⅱ-4-5)。
- 对巨大肝细胞癌的病例,阻断肿瘤的动脉血供可使肿瘤缩小,即使是稍微缩小点也好。因此,应该在肝脏游离之前先行肝门部操作,此时也可只结扎肝右动脉。
- 另外,多数右肝肿瘤都有来自右膈下动脉的血供。应切开小网膜,在尾状叶的后方找到右膈下动脉,结扎切断后可控制肿瘤血供(图Ⅱ-ⅱ-4-6,Ⅱ-ⅱ-4-7)。

手术要点	右肝巨大肝细胞癌的血供可来自右膈下动脉的侧支循环。因此,可事先在 Spiegel 叶后方,结扎切断右膈下动脉。

5 肝门部操作,切断动脉,切断门静脉(按肝右静脉→门静脉右支→ S4 脉管的顺序)

- 在肿瘤侵犯了从门静脉右支主干至左右门静脉分叉部附近时,也可先切肝,再重建门静脉。这时,要确保门静脉左支向矢状部移行的角度,与门静脉主干行端 – 端吻合(图Ⅱ-ⅱ-4-8)。

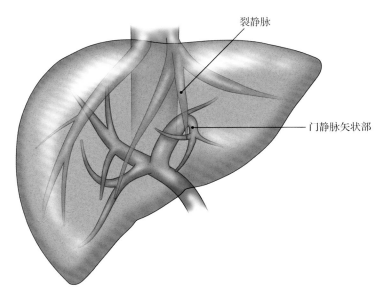

裂静脉

门静脉矢状部

图Ⅱ-ⅱ-4-5 肝中静脉的裂静脉

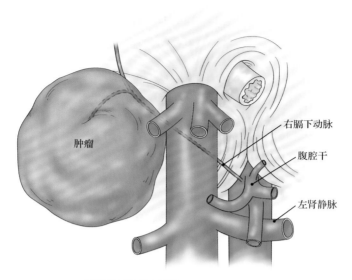

图Ⅱ-ii-4-6 右膈下动脉

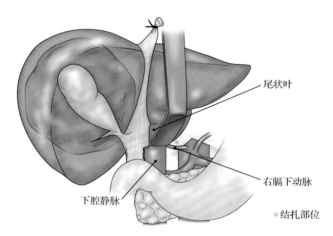

图Ⅱ-ii-4-7 右膈下动脉的结扎位点

● 我们常规应用脉管逐个处理法进行肝门部操作[1]。首先,按右半肝切除的顺序分离肝十二指肠韧带后,结扎切断肝右动脉和门静脉右支(图Ⅱ-ii-4-9)。接着,结扎切断 S4 的 Glisson 鞘(S4 的动脉、门静脉分支)。

● S4 切除方法同左外叶切除,有两种方法:①向上提起肝圆韧带,显露矢状部,电刀切开其表面的浆膜,在矢状部 Glisson 鞘中分离显露出支配 S4 的动脉、门静脉分支,然后逐一结扎切断;②沿着矢状部 Glisson 鞘的外缘,在附近的肝实质中一并结扎切断支配 S4 的 Glisson 鞘分支(图Ⅱ-ii-4-10)。

●若计划用第 2 种方法处理 S4 的 Glisson 鞘分支时,可留待切肝时处理。在胆管癌手术时,应在矢状部 Glisson 鞘中分离显露各个脉管,逐个处理。最后将包含胆管的肝门板在矢状部根部切断。

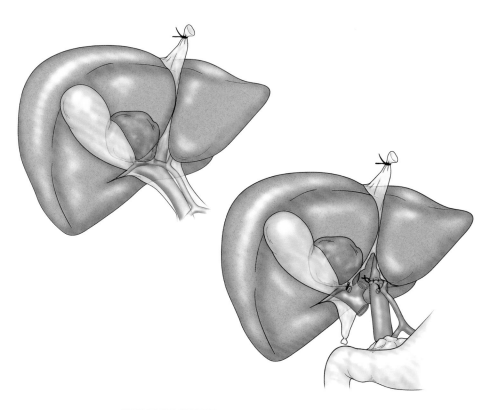

图 II-ii-4-8 先行门静脉重建,后切肝

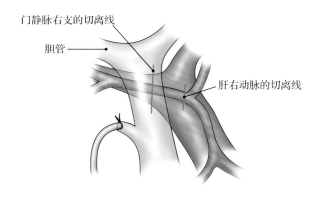

门静脉右支的切离线

胆管

肝右动脉的切离线

图 II-ii-4-9 通常的肝门部操作

A：分别处理

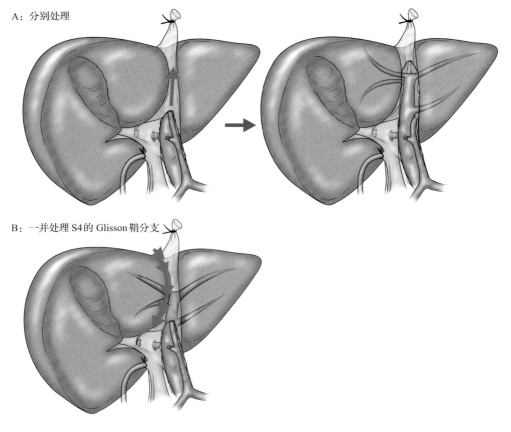

B：一并处理 S4 的 Glisson 鞘分支

图 Ⅱ-ⅱ-4-10 S4 切除方法

⑥ 切断肝右静脉

● 肝门部处理结束后，就切断了右半肝血供。这时，可接着切断肝右静脉。可在肝右静脉根部上血管钳后切断，两断端双重连续缝合闭锁。但多数情况下是应用 Vascular Endo-GIA 自动缝合切断肝右静脉，因为在肝实质离断前，此处很难获得良好的视野。巨大肿瘤处理困难时，肝右静脉亦可留待切肝中处理。

手术要点	关于矢状部的解剖，其理解的难点是左侧肝内胆管与门静脉的立体位置关系。在描述矢状部解剖时，一般都用提起肝圆韧带、将左外叶向上翻起、显露肝脏脏面的矢状部正面图。含有胆管的肝门板向左移行，从后面包裹门静脉矢状部，就演变成脐板（umbilical plate）。引流 S2、S3、S4 的胆管都走行在这个脐板中。活体肝移植受体手术时，从脐板中摘掉门静脉左支后的图像对理解左侧肝内胆管的解剖很有帮助（图 Ⅱ-ⅱ-4-11）。

手术要点

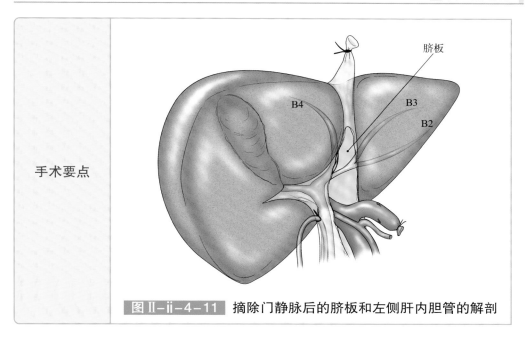

图Ⅱ-ii-4-11　摘除门静脉后的脐板和左侧肝内胆管的解剖

- 巨大肿瘤常常可拉长肝门部脉管（图Ⅱ-ii-4-12），手术中要特别小心地辨认，以免迷失方向。
- 切断肝右动脉和门静脉右支前，要行阻断试验（clamp test）。术中必须行多普勒超声检查残肝，确认其血供正常。

7 切肝，处理肝中静脉

- 合并切除肝门部胆管时，可留待切肝的最后阶段处理。事先处理肝中静脉困难时，应留待切肝中处理。
- 切肝时，第2助手将肝圆韧带牵向前下方，术者左手托起肝脏，展开肝断面。
- 切肝中的标志是门静脉矢状部以及走行在其后面的肝中静脉的裂静脉。
- 从肝下缘开始切肝，朝向第2肝门，逐步深入就可到达肝中静脉。要确认肝中静脉的切断位点，是在肝左静脉和肝中静脉的裂静脉汇合位点的末梢侧。处理肝中静脉时一定要注意不能造成上述两静脉狭窄，中枢侧断端缝扎1道，双重结扎（图Ⅱ-ii-4-13）。
- 向下越过肝中静脉，切肝方向就要根据是否合并切除尾状叶来选择：①若切除尾状叶，则切肝方向直接朝向静脉韧带（Arantius ligament）；②若不切除尾状叶，则切肝方向在静脉韧带以上平面转向右侧（图Ⅱ-ii-4-14）。
- 巨大肿瘤时，多数时候先不游离右肝。
- 应用前入路法（anterior approach）[2]或肝脏悬吊法（liver hanging）[3]切除

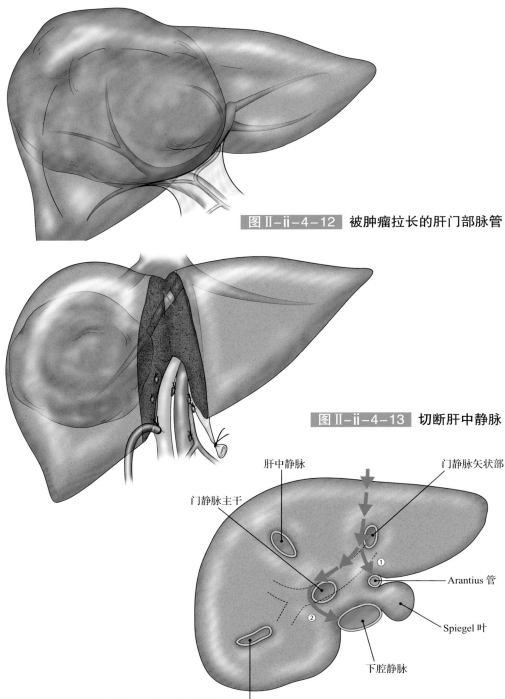

图 Ⅱ-ii-4-12　被肿瘤拉长的肝门部脉管

图 Ⅱ-ii-4-13　切断肝中静脉

肝中静脉

门静脉主干

门静脉矢状部

Arantius 管

Spiegel 叶

下腔静脉

肝右静脉

图 Ⅱ-ii-4-14　是否合并切除尾状叶

①合并切除尾状叶时的切肝线；
②不合并切除尾状叶时的切肝线

肿瘤。①前入路法：不游离右肝，直接从前方离断肝实质（图Ⅱ-ii-4-15）。
②肝脏悬吊法：在下腔静脉前壁和肝实质之间穿过吊带，切肝时提起吊带，并作为切肝目标（图Ⅱ-ii-4-16）。

- 应用前入路法时：在切断肝中静脉后，切肝方向垂直向下，直达下腔静脉前壁。然后依次处理右侧的肝短静脉、肝右下静脉和肝右静脉。最后分离右肾上腺和肝裸区，摘除标本。

- 应用肝脏悬吊法时：由于尾状叶静脉多数在下腔静脉左前壁汇入，因此，可沿着下腔静脉右前壁穿过血管钳[4]。在术中超声指导下穿过血管钳更加安全。插入血管钳时若有抵抗，应停止插入，稍稍改变钳尖方向后，重试。

- 切肝到达肝门部时，可将吊带下端改从肝门部 Glisson 鞘的上方引出，然后离断吊带上方肝实质，就显露出下腔静脉前壁（图Ⅱ-ii-4-16）。

- 胆管癌侵犯了肝门部胆管时，胆管必须切除。可在切肝结束后，切断包含胆管的脐板（图Ⅱ-ii-4-17）。

手术要点	巨大肿瘤时，术者可在切肝过程中，左手插入胸腔，连同膈肌，向上托起、翻转右半肝，这样就可抬高肝断面，降低肝断面上的静脉压，减少出血。

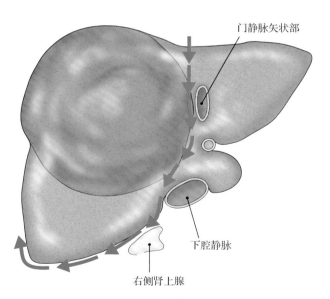

门静脉矢状部

下腔静脉

右侧肾上腺

图Ⅱ-ii-4-15 前入路法

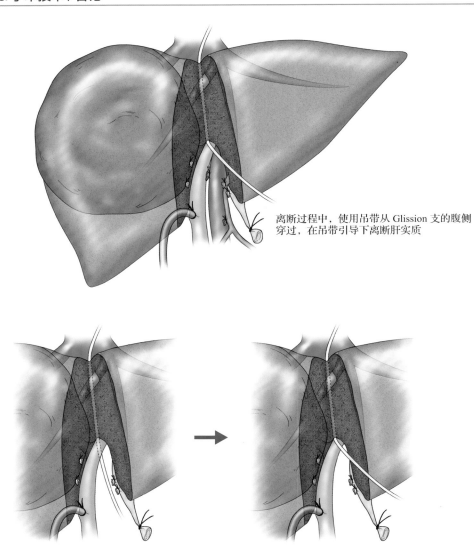

离断过程中，使用吊带从 Glission 支的腹侧穿过，在吊带引导下离断肝实质

图 Ⅱ-ii-4-16 肝脏悬吊法

手术注意点	肝门处理后，通常可切断肝右静脉。但也有因巨大肿瘤阻隔，处理肝右静脉很困难。肝断面上持续性静脉出血时，要嘱咐麻醉医生减少潮气量，降低 CVP。也可用血管钳半夹（half clamp）肝下下腔静脉侧壁，降低 CVP。

8 胆管 – 空肠吻合

合并切除肝门部胆管时，要行结肠后胆管 – 空肠吻合。

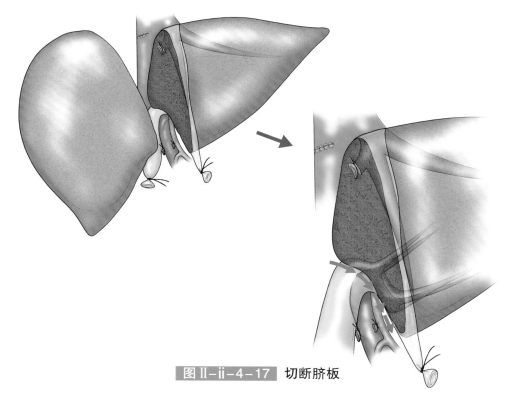

图 Ⅱ-ⅱ-4-17 切断脐板

9 关腹

● 最后,将镰状韧带牵引到正中位置,模拟关腹后残肝的位置。

● 确认残存的左外叶门静脉没有扭曲。

● 冲洗腹腔,术野彻底止血后,留置引流管。关腹时将镰状韧带固定在正中腹壁,防止残肝滑入右侧巨大空隙。

手术要点	残肝只剩左外叶,为了防止残肝滑入右膈下,要将镰状韧带固定在腹壁上。

手术注意点	门静脉过长时,要切除部分血管,重建门静脉。防止因扭曲而导致的门静脉血流缓慢或血栓形成。

术后管理和检查

● 右三肝切除后残肝较小,多数患者术后胆红素有一过性升高。若PT<40%,应适量补充新鲜冰冻血浆(FFP)。

● 术后一旦并发胆肠吻合口漏或腹腔感染,就会出现高胆红素血症,继之肝功能衰竭。发生这些并发症后,若经皮穿刺引流效果不好,应毫不犹豫地再次开腹手术。

● 术后应尽早进食或肠道营养,以期增加从肠道来的门静脉血流量。

● 术后注意引流液的性状和引流量,这是肝切除后的常规项目。在引流量突然增多时,可能出现了门静脉狭窄或门静脉血栓形成。应立即行多普勒超声检查,确保门静脉血流通畅。

● 胸腔积液也是肝切除后常见的并发症,特别是右后叶切除时,肝断面上的炎症很容易波及附近的膈肌,因此,右后叶切除后最常见。首先使用利尿药控制胸腔积液。若合并发热,要怀疑因腔积液压迫导致了肺不张,应穿刺抽液。

● 另外,监测体重、尿量,调整利尿药剂量,补充白蛋白,定期腹部超声检查,这都是肝切除术后的常规项目。合并门静脉切除 + 重建者,在怀疑门静脉有迂曲时,应行多普勒超声检查,检查肝内门静脉血流状况。

● 术后平稳下降的转氨酶再次升高至 3 倍以上时,要怀疑残肝动脉血流障碍,此时需行增强 CT 检查。

● 本术式的术后处理要注意患者不能脱水。这是个创伤很大的手术,体内水都转移至第三间隙,术后前几天尿量要维持在 1~2kg/d,术后体重增加的允许范围是不超过术前体重的 1%。另外,为了保证血管内胶体渗透压,要适当补充白蛋白,维持白蛋白水平不得低于 30g/L。

结语

    本节讲述了右三肝切除的基本方法及有关变法。但是,适于本术式的肝癌病例都是晚期、风险很大的肿瘤,可以说没有定型的手术顺序。只能从容易操作的部位开始,一步一步地进行。请根据各个肿瘤的具体情况,选择不同的操作顺序。

参考文献

[1] Kokudo N, et al: Hepatic hilar transection method for liver surgery. J Hepatobiliary Pancreat Sci 2012; 19(1): 9-14.

[2] Liu CL, et al: Anterior approach for major right hepatic resection for large hepatocellular carcinoma. Ann Surg 2000; 232(1): 25-31.

[3] Belghiti J, et al: Liver hanging maneuver: a safe approach to right hepatectomy without liver mobilization. J Am Coll Surg; 2001 Jul:193(1):109-111.

[4] Takemura N, et al: Morphometric analysis of caudate veins for advanced liver surgery. HPB(Oxford) 2010; 12(9): 619-624.

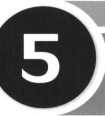

5 左外叶切除

防卫医科大学校外科　**西川诚**

适应证

凡位于肝镰状韧带左侧的病变都可行左外叶切除。常见疾病有肝细胞癌、转移性肝癌、肝内胆管结石、肝包虫病等,胃癌直接侵犯左外叶时,也可一并切除左外叶。

● 对肝细胞癌来说,选择左外叶切除的标准是无腹水、血清总胆红素 <17.1 μmol/L、ICG-R15<20%[1]。单纯左外叶切除的肝切除量很少过大,但术前还是要根据肿瘤大小或切除率等来评估患者能否耐受手术。

● 对转移性肝癌来说,由于大部分患者肝功能良好,肿瘤又多是无包膜的腺癌,因此,在不能保证足够切缘(肿瘤距预定切肝线的距离)、肝断面上可能露出肿瘤时,就应该改做左半肝切除,这一点术前也要考虑到。

术前检查

■ 术前需确认的必要事项

(1)肝功能损害和肿瘤的相关检查

①相关病毒检查。

②肿瘤标志物(AFP、PIVKA-Ⅱ、CEA、CA19-9)。

③肝功能检查(三点法 ICG-R15,肝硬化时增加 ICG-K 和 GSA 核素扫描)。

④有无门静脉高压。

⑤凝血功能。

⑥糖耐量检查。

⑦肾功能检查。

⑧血常规、生化检查。

⑨营养学相关指标。

(2)影像学检查

①原发性肝癌:超声、CT(腹壁 + 肺,增强)、EOB-MRI。

②转移性肝癌:必须检查原发灶情况,有无局部复发,有无吻合口复发,有无远处转移。

（3）心肺功能：心电图、肺功能检查

■ 麻醉

与常规上腹部手术一样，选择全麻。合并肝硬化时，除了凝血功能明显异常外，术后采用硬膜外镇痛。

患者取仰卧位，右上肢外展 90°。

手术顺序

1 切口与术野显露

2 肝脏游离

3 入肝血管处理

4 切肝

5 肝左静脉处理

6 止血，留置引流管，关腹

手术技术

1 切口与术野显露（图Ⅱ-ⅱ-5-1）

取上腹正中切口，上起剑突，下至脐上 2 横指，逐层切开进腹。根据患者具体情况，也可选择反"L"形切口。

结扎切断肝圆韧带，肝侧断端 Pean 血管钳钳夹，留作牵引用。切除剑突，一边将肝圆韧带牵向下方，一边切断肝镰状韧带。两侧肋弓上肝脏拉钩，展开术野。

进腹后探查腹腔有无腹水和腹膜肿瘤种植，视、触诊肝脏。转移性肝癌患者还应用生理盐水洗涤腹腔，收集 Douglas 窝又名直肠子宫陷凹洗涤液行细胞学检查。

接着，行术中超声检查。确认待切除病灶与主要脉管的距离、有无肿瘤浸润等，同时检查余肝有无其他新的病灶。

根据以上结果，决定最终手术方式。

手术要点	术中超声造影在发现术前没能显示的微小病灶方面有重要作用。

2 肝脏游离（图Ⅱ-ⅱ-5-2）

切开小网膜的无血管区，穿过 Nelaton 导管悬吊肝十二指肠韧带。进一步切断镰状韧带至肝中静脉根部，确认肝中静脉、肝左静脉共干后，转向左侧切断左冠状韧带。此时要注意：应紧贴肝表面切断左冠状韧带。同时术者右手应插在左外叶后方，握住左外叶并向下方轻轻牵开，张开左冠状韧带。靠近内侧时，注意不要损伤左膈下静脉。最后，切断左三角韧带。

扩大小网膜开口，探查小网膜内有无左侧异位肝动脉。若有，将其结扎切断。

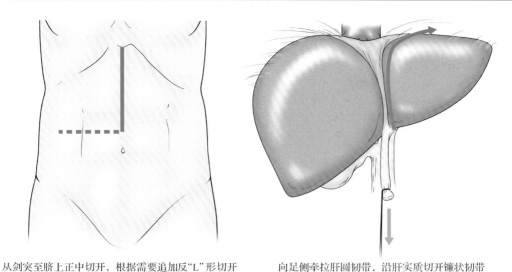

从剑突至脐上正中切开，根据需要追加反"L"形切开　　　　向足侧牵拉肝圆韧带，沿肝实质切开镰状韧带

图Ⅱ-ii-5-1　切口与术野展开

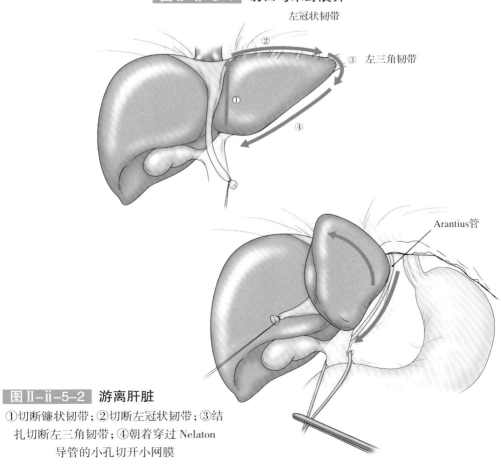

左冠状韧带

③ 左三角韧带

Arantius管

图Ⅱ-ii-5-2　游离肝脏

①切断镰状韧带；②切断左冠状韧带；③结
　扎切断左三角韧带；④朝着穿过Nelaton
　导管的小孔切开小网膜

手术要点	极罕见的是，走行在小网膜内的左侧异位肝动脉是肝脏的主要营养血管。术前影像学检查必须明确这点。

3 入肝血管处理（图Ⅱ-ⅱ-5-3）

　　向上提起肝圆韧带，电刀切断覆盖在矢状部前方的肝组织桥，显露门静脉矢状部正面。然后，自根部至肝圆韧带，于中线剪开其表面的浆膜，电刀仔细分离门静脉左缘的纤维结缔组织。

　　为了方便显露 P2 和 P3，首先应充分分离其周围的纤维结缔组织，然后以 3-0 Vicryl 将其结扎切断。通常在门静脉的深面可分离出 A2 和 A3，同样双重结扎后切断。P3 可能是 2 支，也可能是许多细小分支发向左外叶，仔细分离确认后，逐一结扎切断。

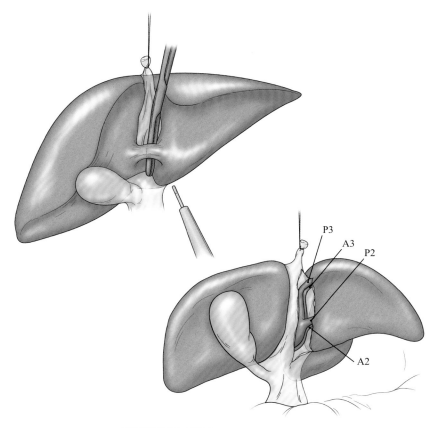

图Ⅱ-ⅱ-5-3　入肝血流的处理

沿门静脉矢状部中线，剪开其表面的浆膜，然后电刀分离门静脉左缘。通常在 P2、P3
的深面可显露出 A2、A3，确认后逐一结扎切断。肝左动脉变异较多，认真阅读术前
影像学图像并确认。电刀切断覆盖在矢状部前方的肝组织桥

一并悬吊包含胆管的残存 Glisson 鞘,结扎后切断,残肝侧断端以 5-0 Prolene 连续缝合闭锁(图 Ⅱ-ⅱ-5-4)。

4 切肝(图 Ⅱ-ⅱ-5-5)

在门静脉矢状部的左外叶血管处理一结束,左外叶肝表面上就出现缺血区域。在镰状韧带左侧,沿着缺血线以电刀标记切肝线。

手术要点	标记切肝线时,使用火花放电喷凝模式,稍稍切开一点肝实质。

嘱咐麻醉医生静推水溶性氢化可的松 100mg,在 Pringle 法肝门阻断下离断肝实质。肝门阻断 15 分钟,开放 5 分钟。

使用 Pean 血管钳,以钳夹-破碎法切肝。从下向上,逐一钳夹-破碎肝实质,只需结扎残留侧。若遇到较粗的管道,切除侧也应上血管夹。细小脉管也可用 LigaSure 融合切断。

切肝时,术者将左外叶托起,第 2 助手将肝圆韧带牵向左下方。通常肝门阻断 1 次即可完成切肝。切肝中若需开放肝门,应对拢肝断面,覆盖纱垫后两侧压迫止血。

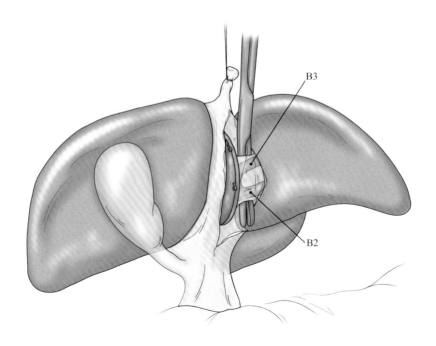

图 Ⅱ-ⅱ-5-4 切断胆管

悬吊包含 B2 和 B3 的 Glisson 鞘,结扎后切断,再以 5-0 Prolene 连续缝合闭锁残肝侧断端

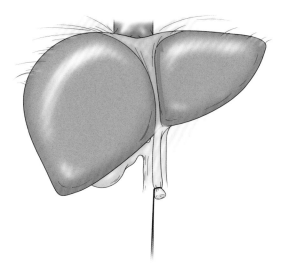

图Ⅱ-ii-5-5 切肝

肝门阻断后,沿着标记的切肝线,朝着肝左静脉根部,以钳夹 – 破碎法离断肝实质

手术要点	切肝中有较多出血时,大多来源于肝静脉。这时,可将左外叶托起,高于下腔静脉。同时嘱咐麻醉医生减少潮气量。

5 肝左静脉处理(图Ⅱ – ii –5–6)

通常是在切肝的最后阶段处理肝左静脉。充分显露肝左静脉根部后,中枢侧上血管钳,切断后摘除标本。然后,以 5–0 Prolene 连续缝合闭锁下腔静脉侧断端,这时要注意不能造成肝中静脉狭窄。

手术要点	在裂静脉汇入肝左静脉时,最好是保留此静脉,在其末梢侧结扎切断肝左静脉。

6 止血,留置引流管,关腹

松开肝门阻断,肝断面彻底止血。

肝断面出血时,根据具体情况可直接电凝止血或 5–0 Prolene 缝合止血。另外,还可盖无菌手套压迫止血。

确认止血后,肝断面压干净纱垫,检查有无胆漏。若有,在纱垫黄染的相应位点,5–0 Prolene 缝合闭锁漏孔。蒸馏水冲洗腹腔,肝断面贴敷特可考止血纱布。

于肝断面下方留置 1 根引流管,经 Winslow 孔下方引出体外(图Ⅱ-ii-5-7),接负压持续吸引。关腹时,冲洗皮下切口,间断缝合皮肤。

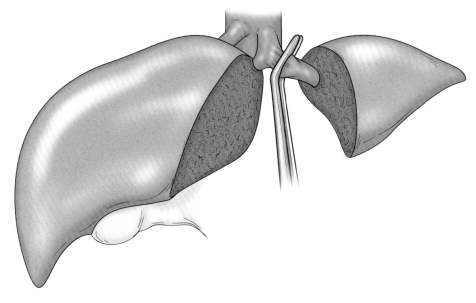

图Ⅱ-ii-5-6 肝左静脉根部处理

充分显露出肝左静脉根部,上血管钳后切断,摘出标本;
5-0 Prolene 连续缝合闭锁下腔静脉侧断端

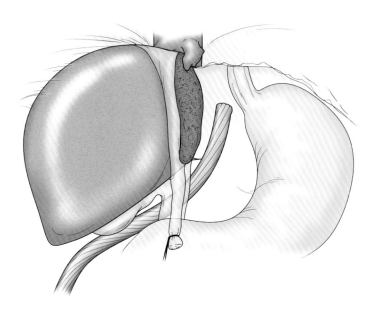

图Ⅱ-ii-5-7 留置引流管

肝断面下方留置引流管 1 根,经 Winslow 孔引出体外

术后检查及注意事项

（1）有无发热

①切口感染。

②检查 WBC、血常规、CRP。

③检查引流液性状。

④检查有无胸腔积液。

⑤检查有无腹腔脓肿形成（特别是肝断面周围）。

⑥血液培养。

（2）Ht、Hb 有无急剧变化

①腹腔内出现。

②液体量不足，脱水。

（3）T-Bil 有无升高

①肝功能衰竭。

②感染。

③液体量不足，脱水。

（4）有无心律失常和呼吸困难

①液体量不足，脱水。

②胸 X 线检查。

　　通常术后第 1、2、4、7 天抽血检查，术后第 1、4、7 天拍胸、腹平片。必要时根据患者具体情况，增加相应检查。

参考文献

---

［1］幕内雅敏ほか：肝硬変合併肝細胞癌の Strategy. 外科診療 1987；29：1530-1536.

6 左半肝切除

癌研有明医院消化中心外科　**高桥道郎**

适应证

左半肝切除的肝切除量为全肝体积的 30%~40%。若是正常肝脏或合并轻度肝损害（ICG-R15<19%）时，这是安全的肝切除量[1]。合并中度以上的肝损害时，要根据预定残肝体积和 ICG（indocynine green）检查结果，认真讨论是否适于手术。

术前检查

■ 肿瘤方面评估

腹部超声简便、无创，常用于肝癌筛查。另外，B 超可显示肿瘤和脉管的关系，对术式选择很有帮助。

腹部增强 CT 对肿瘤定性诊断、判断能否根治性切除具有重要作用。另外，对了解肝脏血管解剖也十分有用，可以说是术前必需的检查项目。左半肝切除时，必须清楚第 1 肝门处的动脉、门静脉和胆管位置关系，以及第 2 肝门处的肝左静脉汇入形态。因此，CT 检查时，最好包括动脉期、门静脉期的动态扫描。应用模拟软件不但要计算出切除的肝体积和预定残肝体积，还应努力了解清楚肿瘤和脉管的立体位置关系。

■ 肝功能评估

笔者应用 ICG 检查评估肝功能。评估肝脏其他的合成功能应参考血清总蛋白、白蛋白、胆碱酯酶和凝血酶原时间等。另外，原则上所有患者都要行 GSA 核素扫描，这对评估肝功能有用。

■ 全身状态的评估

除了行心电图（必要时动态心电图）和肺功能检查外，还需行胃镜和结肠镜检查，排除其他器官肿瘤。另外，肝功能差时一定要确认有无食管静脉曲张。若有，对 F2 以上且伴 R-C 征阳性的食管静脉曲张的患者，应预先行内镜下曲张静脉套扎术（EVL）。

手术顺序

1 切口   4 游离左半肝

2 腹腔探查   5 切肝

3 肝门处理   6 留置引流管和关腹

手术技术

1 切口

● 原则上取右上腹反"L"形切口（图Ⅱ-ii-6-1）。正中切口上起剑突,下至脐上1横指;横切口向右延长至肋弓。

● 肿瘤大部分位于左外叶,或左半肝向左侧显著突出时,也可加做左侧横切口,呈倒"T"形。

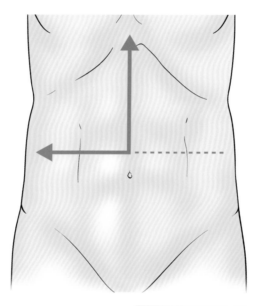

反"L"形切开。必要时向左侧延长成倒"T"形切开

图Ⅱ-ii-6-1 切口

2 腹腔探查

● 靠近脐部腹壁结扎切断肝圆韧带,肝脏侧残端留长,备术中牵引用。

● 腹直肌上端有部分附着剑突。因此,应将剑突游离至胸骨附着处,然后于根部用咬骨钳将其切除。

● 探查腹腔,确认没有远处转移和腹膜肿瘤种植。

● 肿大的肝门淋巴结应行淋巴结活检,送术中病理检查。另外,术中超声除了确认主病灶外,还应确认残肝有无多发肿瘤病灶。

3 肝门处理

　　首先切除胆囊。胆囊管留长,并插管,以备之后注入空气检查肝断面有无胆漏。肝门处理方法分 2 种:一种是分别处理动脉、门静脉和胆管的脉管逐一处理法;另一种是 Glisson 鞘一并处理法[2]。

（1）肝门静脉管逐一处理法

- 分离肝十二指肠左缘,首先分离显露出肝固有动脉。然后,紧贴肝固有动脉向末梢追踪分离,显露出肝右动脉和肝左动脉分叉处。沿肝左动脉进一步向末梢追踪分离至门静脉矢状部根部的左侧(图Ⅱ-ⅱ-6-2)。此过程中分离显露出肝中动脉的分叉处。

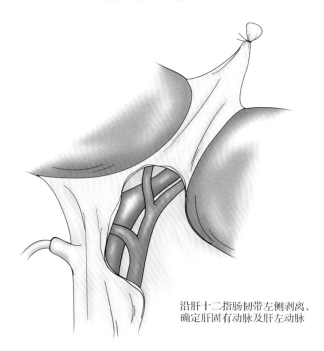

沿肝十二指肠韧带左侧剥离,
确定肝固有动脉及肝左动脉

图Ⅱ-ⅱ-6-2 分离显露肝固有动脉至肝左动脉

- 血管夹阻断肝左动脉和肝中动脉,术中多普勒超声检查确认肝右动脉血流正常后,切断肝左动脉和肝中动脉,中枢侧双重结扎。
- 切断肝左动脉后,其后方即可见门静脉主干左侧壁。从此处向上方稍做分离,即可显露左右门静脉分叉部。这时,重要的是,紧贴门静脉壁分离,不留任何纤维组织。另外,在左右门静脉分叉部附近,可能遇到 1~2 支尾状叶的门静脉分支,注意不能将其扯断,应结扎后切断。
- 在门静脉左支预定切断位点做全周分离后,通过血管钳。这时,应将血管钳轻轻插入分离点的最深面,从另一端看到钳尖后,才慢慢通过(图Ⅱ-ⅱ-6-3)。带线、双重结扎后切断。这时,肝表面上就清楚地显示出左、右半肝的分界线。若能在门静脉切断点的上方确认左肝管,此时亦可将其结扎切断。

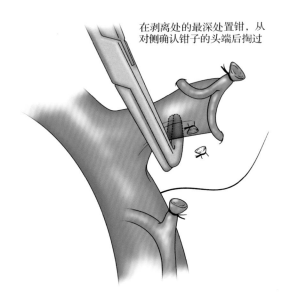

在剥离处的最深处置钳,从对侧确认钳子的头端后掏过

图Ⅱ-ⅱ-6-3 分离门静脉左支的预定切断位点

手术要点	● 显露门静脉时,重要的是要紧贴血管壁分离,不留任何纤维组织。 ● 左右门静脉分叉部附近有 1~2 支尾状叶的门静脉分支,注意不能将其扯断,应结扎后切断。

(2)Glisson 鞘一并处理法

● 向头侧上牵肝圆韧带,这样肝门 Glisson 鞘与矢状部 Glisson 鞘看上去成一直线。

● 首先,从右侧分离。在矢状部 Glisson 鞘根部的内侧(肝门 Glisson 鞘延续成矢状部 Glisson 鞘的转弯处),电刀切开附近的肝实质,然后自此切开处插入血管钳。用钝头的血管钳贴着 Glisson 鞘的后壁,小心地分离肝实质与 Glisson 鞘之间的间隙(图Ⅱ-ⅱ-6-4)。

● 接着,从左侧分离。向上翻起左外叶,在静脉韧带的上方,分离小网膜附着处附近的肝实质,显露并确认矢状部 Glisson 鞘根部。然后,将转动先前从矢状部 Glisson 鞘右侧插入的钳尖,从其左侧露出,带线悬吊。

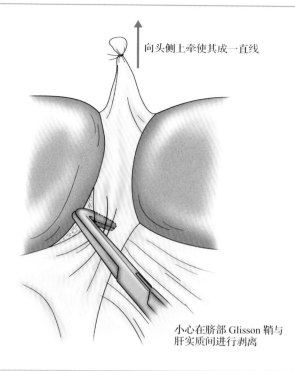

向头侧上牵使其成一直线

小心在脐部 Glisson 鞘与
肝实质间进行剥离

图 Ⅱ-ii-6-4 在矢状部
根部内侧，于矢状部 Glisson
鞘与肝实质之间分离

手术要点

此位点是矢状部 Glisson 鞘的最宽处，而且是斜向左上方走行的。因此，操作要点是，右侧血管钳插入方向应以静脉韧带中点为目标，从其上方穿过（图 -ii-6-5）。

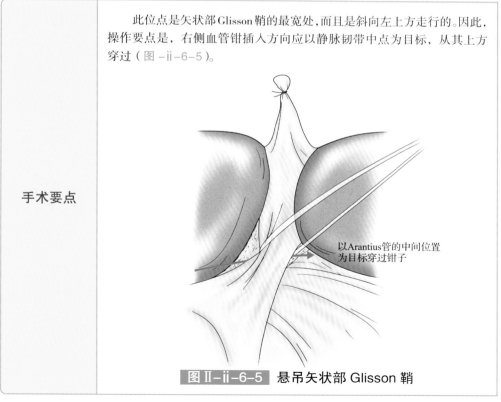

以Arantius管的中间位置
为目标穿过钳子

图 Ⅱ-ii-6-5 悬吊矢状部 Glisson 鞘

4 游离左半肝

● 在左外叶后方插入纱垫或右手,然后以此为目标切开左冠状韧带
（图 II-ii-6-6）。向外延续切开至左三角韧带,并将其结扎切断。左三角
韧带中走行着末梢 Glisson,切断后膈肌侧必须结扎。左三角韧带的下方
就是脾脏,此时应注意向外侧牵开胃和大网膜,展开视野,不得损伤脾脏。
然后,还得向内侧切断左冠状韧带。这时要注意不能损伤肝左静脉浅表
分支和左膈下静脉,仔细操作,充分显露出肝左静脉、肝中静脉根部。

● 接着,将左外叶向右侧翻起,靠近肝脏附着缘切断小网膜,显露出静脉韧
带（图 II-ii-6-7）。在肝左静脉根部附近,一旦切断静脉韧带,就可显露
出肝左静脉根部与下腔静脉之间的间隙。

● 合并切除尾状叶时,要将 Spiegel 叶从下腔静脉上分离出来。从 Spiegel 叶
下缘向上,切开下腔静脉前面的浆膜,并将 Spiegel 叶朝上掀起,逐步分离
Spiegel 叶与下腔静脉之间的间隙（图 II-ii-6-8）。在 Spiegel 叶上端左
侧下腔静脉韧带,逐步分离切断。接着由下而上逐一结扎切断肝短静脉。
这其中有一支是尾状叶静脉,比较粗大,应小心地将其结扎切断,也可在
下腔静脉侧上血管钳,切断后 5-0 Prolene 连续缝合闭锁中枢侧残端。

5 切肝

● 静推水溶性氢化可的松 100mg 后,Pringle 法阻断肝门。首先,从肝下缘的
分界线开始切肝（图 II-ii-6-9）。遇到较粗的肝中静脉分支后,小心地据
此向中枢侧追踪分离,就可到达肝中静脉主干（图 II-ii-6-10）。然后,沿
着肝中静脉向其根部离断肝实质,直至其下腔静脉汇入处。在肝断面上,
要显露出肝中静脉的左半周[3]。

● 肝静脉出血时,若以指尖压迫出血点,有可能反而扩大裂口。这时,应从
后面托起肝脏,认准出血点后,小针细线缝合 1 针即可。切肝一旦接近肝
中静脉根部,就可遇到粗大的静脉分支。这些分支出血时,术者可用左手
示指轻轻压迫肝中静脉根部,或者是托起全肝,就可控制出血,然后,小针
细线 "8" 字缝合出血点,多数情况下即可止血（图 II-ii-6-11）。相反地,
对于非常细小的肝静脉分支也可以不结扎,用镊子夹住其肝脏侧,朝静脉
主干方向将其拔出即可[4]。

● 若左肝管没有切断,这时可返回肝门部,辨清左肝管后,将其结扎切断。
这时要注意：右后叶肝管是不是汇入左肝管,避免损伤。切断左肝管后,
左半肝就可更加方便地搬动了,视野也变得更好,止血也更加准确,可清
楚地显露出肝左静脉。此时,可结扎切断肝左静脉,也可上血管钳切断,
摘除标本,然后中枢侧断端连续缝合闭锁。

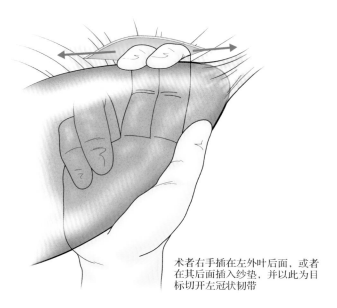

术者右手插在左外叶后面，或者
在其后面插入纱垫，并以此为目
标切开左冠状韧带

图 II-ii-6-6 切断左冠状韧带

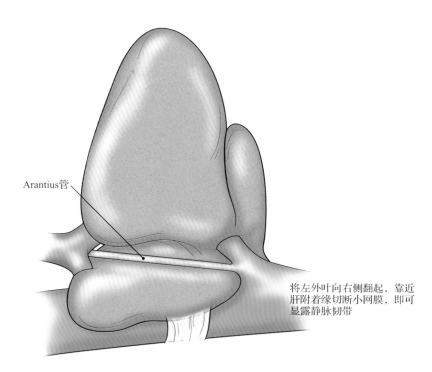

Arantius管

将左外叶向右侧翻起，靠近
肝附着缘切断小网膜，即可
显露静脉韧带

图 II-ii-6-7 显露静脉韧带

133

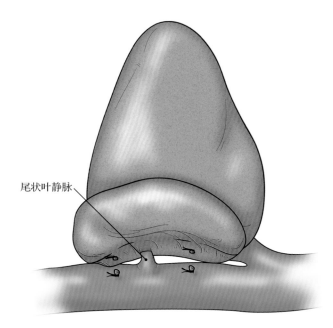

尾状叶静脉

图 Ⅱ-ⅱ-6-8 从下腔静脉上分离 Spiegel 叶

从 Spiegel 叶下缘向上切开下腔静脉前方的浆膜，将 Spiegel 叶向上方掀起，
分离 Spiegel 叶与下腔静脉之间的间隙

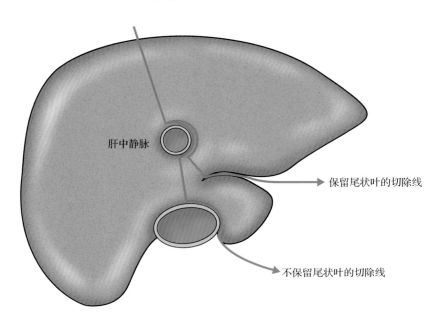

肝中静脉

保留尾状叶的切除线

不保留尾状叶的切除线

图 Ⅱ-ⅱ-6-9 切肝线

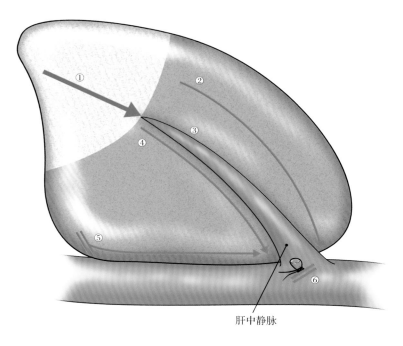

肝中静脉

图Ⅱ-ⅱ-6-10 切肝的顺序

①从肝下缘开始,到显露肝中静脉末梢分支;②离断肝中静脉上方的肝实质;
③从末梢向中枢,全程显露肝中静脉左半周;④离断肝中静脉下方的肝实质;
⑤处理左 Glisson 鞘;⑥结扎切断肝左静脉

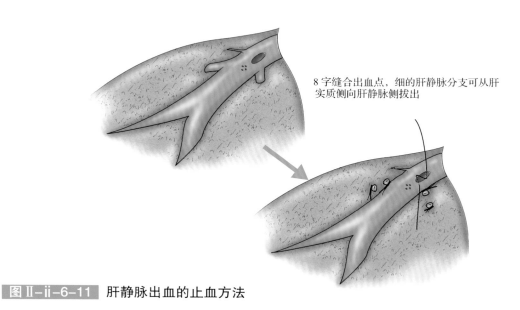

8 字缝合出血点, 细的肝静脉分支可从肝
实质侧向肝静脉侧拔出

图Ⅱ-ⅱ-6-11 肝静脉出血的止血方法

| 手术要点 | 左半肝切除时，肝中静脉是切肝中的唯一标志。除了术前认真分析影像学图像、掌握肝中静脉走行及其分支外，还应该多用术中超声，不时地确认切肝的位置，应该朝哪个方向切肝。 |

6 留置引流管和关腹

彻底止血后，自胆囊管插管注入空气，检查肝断面上有无胆漏。于肝断面下方留置 8mm Pleats 引流管 1 根，引出体外。然后逐层关腹。

术后处理

● 同其他肝切除术。

● 但是，左半肝切除后胃可粘连到肝断面上，引起胃蠕动减低，有时患者甚至不能进食。患者一旦不能进食，就应留置胃管减压，同时应用促进胃肠蠕动的药物。

参考文献

［1］幕内雅敏ほか：肝硬変合併肝癌治療の Strategy. 外科診療 1987；29：1530-1536.

［2］高崎健ほか：グリソン鞘処理による新しい系統的肝切除術. 手術 1986；40：205-212.

［3］高山忠利：左肝切除（S2~4 切除）. Knack & pitfalls 肝臓外科の要点と盲点 第 2 版. 幕内雅敏，高山忠利編. 文光堂，2006. pp248-251.

［4］高橋道郎ほか：右肝・左肝切除（Spiegel 部を含む）- 手割法. 手術 2012；66：279-285.

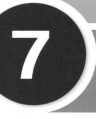

7 左三肝切除

东京大学医学部附属医院肝胆胰外科　吉冈龙二

适应证

● 左三肝切除主要适用于左侧进展期肝门部胆管癌或肝内胆管细胞癌,并浸润至右后叶、右前叶胆管会合处附近,此时都须合并切除肝外胆管和尾状叶。

● 另一方面,对肝细胞癌或转移性肝癌来说,需左三肝切除的多是占据左半肝和右前叶的巨大肿瘤,或是散布在左三肝的多发转移性肿瘤。这时可不必合并切除肝外胆管或尾状叶。

　　本节讲述合并肝外胆管切除＋尾状叶切除的左三肝切除和不合并肝外胆管切除＋尾状叶切除的左三肝切除。

术前检查

　　术前通过模拟软件计算残肝体积。癌研有明医院对残肝体积不足 30% 的病例都于术前施行 PVE。

手术步骤

1 切口 　　　　　　　　　　　**4** 切肝

2 肝十二指肠韧带处理　　　　**5** 重建胆道

3 肝脏游离　　　　　　　　　**6** 留置引流

手术技术

1 切口

　　取右上腹反"L"形切口。横切口朝向第 11 肋间,无须开胸。

2 肝十二指肠韧带处理

（1）合并切除肝外胆管＋尾状叶时

● Kocher 手法整块游离胰十二指肠,活检 No.16b1int. 淋巴结。

● 仔细分离胰头后面,清扫 No.13a 淋巴结,并显露出胆总管后壁。清扫 No.13a 淋巴结时,很容易损伤胰腺包膜,一旦搞错分离层面就容易出血。因此,分离时先显露胰十二指肠上后动脉,并以此作为分离面的标志(图

Ⅱ-ⅱ-7-1)。

> **手术要点**　　Kocher 游离时，应朝向腹腔干的上方切开后腹膜。之后在清扫 No.9
> 淋巴结时，就以此作为清扫胰腺后面的界线。

- 从胆囊床分离胆囊。沿着胆总管右缘，从 Rouviere 沟（Ganz's fissure）至胰腺
  上缘，纵行剪开肝十二指肠韧带前面的浆膜（图Ⅱ-ⅱ-7-2A-a）。对可能要合
  并切除 + 重建肝动脉和（或）门静脉的进展期肿瘤，在胆管的右后方，逐一
  分离显露出肝右动脉、右前叶支（A5+8）和右后叶支（A6+7），以及门静脉右
  支主干、右前叶支 (P5+8) 和右后叶支 (P6+7)。这样就可确定这些血管有无肿
  瘤侵犯。若能在侵犯位点悬吊这些血管，就能保证根治性切除。
- 切开小网膜后，从右向左沿着十二指肠上缘，逐一结扎切断发向十二指肠的细小
  动脉分支。这时，第 1 助手可将胃右动脉从后方顶起呈帐篷状，并展开十二指肠，
  就容易显示此处 "膜" 结构。沿着刚才清扫 No.13a 淋巴结时显露的胰十二指肠上
  后动脉，向左侧追踪分离，即可到达胃十二指肠动脉（GDA）。
- 在胰头后面仔细分离出胆总管后，在此处将其切断（黄疸患者可在胆总管
  近侧断端内插入导管，行术中减黄）。切取胆总管近侧断端送术中冰冻病
  理检查，远侧断端用 5-0 单丝可吸收线连续缝合闭锁。

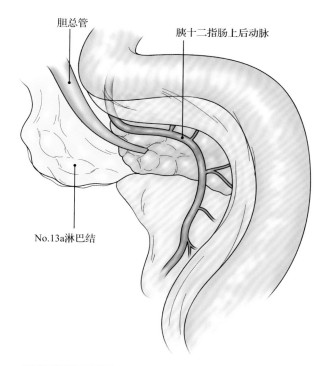

胆总管

胰十二指肠上后动脉

No.13a淋巴结

图Ⅱ-ⅱ-7-1　清扫 No.13a 淋巴结

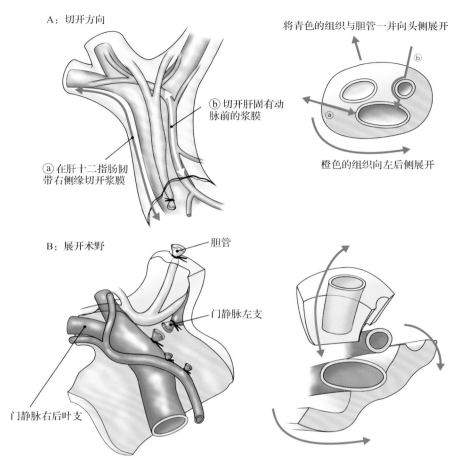

A：切开方向

将青色的组织与胆管一并向头侧展开

ⓑ 切开肝固有动脉前的浆膜

ⓐ 在肝十二指肠韧带右侧缘切开浆膜

橙色的组织向左后侧展开

B：展开术野

胆管

门静脉左支

门静脉右后叶支

图 Ⅱ-ⅱ-7-2 肝十二指肠韧带的处理

● 清扫 No.8 淋巴结，并悬吊肝总动脉。接着，沿着肝总动脉向腹腔干分离，清扫到 No.9 淋巴结的右侧。然后清扫 No.8p 淋巴结，这样就与 Kocher 游离时的后腹膜术野贯通了。

● 沿着肝固有动脉，纵行切开其表面的浆膜（图 Ⅱ-ⅱ-7-2A-b）。从这步开始，就像推开两扇门那样（从中间纵行切开，然后掀起左、右两侧，骨骼化肝十二指肠韧带），清扫肝十二指肠韧带内的淋巴结。于根部结扎切断胃右动脉，接着结扎切断肝左动脉，然后沿着肝右动脉进一步向末梢分离。这时，助手向前上方提起切断的胆总管及其周围的淋巴组织，展开术野，仔细分离，直至显露出肝右动脉的右前叶支（A5+8）和右后叶支（A6+7）分叉处，结扎切断右前叶支（A5+8）（图 Ⅱ-ⅱ-7-2B）。切断前，应行阻断试验，并应用术中多普勒超声检查确认右后叶血供正常。最后结扎切断门静脉左支及其右前叶支（P5+8）。

（2）不合并切除肝外胆管 + 尾状叶时

- 肝细胞癌或转移性肝癌不必行系统淋巴结清扫，此时处理肝门的要点是尽量不要损伤右后叶胆管。
- 右前叶胆管的切断位点不必强行靠近肝门。可在右前叶 Glisson 鞘悬吊位点的末梢，将其结扎切断即可。
- 切除胆囊。切断胆囊板后，可一并处理右前叶 Glisson 鞘，并悬吊。此时的操作要点：不是紧贴 Glisson 鞘分离，而是尽量靠近肝实质分离（不能损伤 Glisson 鞘）。用 Metzenbaum 组织剪等在右前叶 Glisson 鞘的左、右两侧仔细分离与肝实质之间的间隙，然后顺着 Glisson 鞘后壁插入钝头血管钳，带过吊带，一并悬吊右前叶 Glisson 鞘。此时，若分离层面正确，试着感觉 Glisson 鞘后壁，血管钳就能无阻力慢慢进入。即使稍有抵抗，也应该马上调整分离方向。左三肝切除时，右前叶 Glisson 鞘一般都是留待切肝过程中切断，此时只做悬吊即可。
- 接着是处理左侧 Glisson 鞘。助手将肝圆韧带向上方提起，正面显露矢状部。沿着左侧 Glisson 鞘上缘，从肝门向左侧慢慢插入血管钳。因为不切除尾状叶，那就得保留 Spiegel 叶的 Glisson 分支。因此，钳尖露出点应在静脉韧带中点的上方。由于左侧 Glisson 鞘比右前叶 Glisson 鞘宽得多，相比一并结扎切断这种方法，更常见的是切开矢状部下端的浆膜，分离显露出门静脉左支主干；在矢状部根部的两侧，分离显露出肝左动脉、肝中动脉，然后逐一结扎切断。包含左肝管的 Glisson 鞘留待切肝的最后阶段处理。

3 肝脏游离

详见第 40 页"肝脏游离"一节。

- 合并切除尾状叶时，要从左、右两侧游离整个肝脏。
- 不合并切除尾状叶时，右半肝也要游离到显露右侧肾上腺的程度，这样方便之后的切肝。
- 若有肝右后下静脉时，一定要注意不能损伤。左半肝需要游离，但 Spiegel 叶不必游离。

4 切肝

（1）合并切除肝外胆管 + 尾状叶时

沿着缺血线，在肝表面上电刀标记切肝线。

（2）不合并切除肝外胆管 + 尾状叶时

用哈巴狗血管夹阻断已悬吊的右前叶 Glisson 鞘，肝表面上就会出现缺血线，并用电刀标记。

切肝线示意图如图 Ⅱ-ⅱ-7-3。

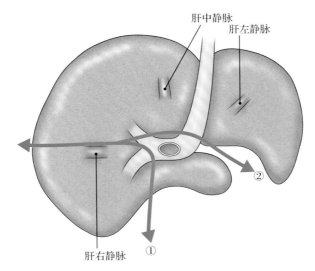

肝中静脉

肝左静脉

肝右静脉

②

①

图Ⅱ-ii-7-3 切肝线示意图

①合并切除肝外胆管+尾状叶时;②不合并切除肝外胆管+尾状叶时

（1）合并切除肝外胆管+尾状叶时

切断右后叶胆管后,朝着下腔静脉右缘离断肝实质。

（2）不合并切除肝外胆管+尾状叶时

切肝达到右前叶与右后叶 Glisson 鞘分叉处时,结扎切断右前支。然后,切肝方向转向左侧,在肝门板上方离断左内叶肝实质,直至切断左侧 Glisson 鞘。要注意:切肝到达肝门时,要距肝门板约 1cm 离断左内叶肝实质,因为要保留尾状叶。

在膈面,沿着缺血线切肝。肝断面上要显露出肝右静脉左缘。通常是从肝脏下缘开始切肝,注意肝右静脉末梢分支的出现。然后,据此分支向中枢侧追踪分离即可到达肝右静脉主干（图Ⅱ-ii-7-4）。肝右静脉主干露出后,肝断面几乎呈水平状,这时笔者喜欢用直角钳（Mixter）离断肝实质。

待肝断面下端的肝实质快离断结束时,处理 Glisson 鞘。

（1）合并切除肝外胆管+尾状叶时（图Ⅱ-ii-7-5）

选定右后叶胆管切断位点后,钳夹切除侧 Glisson 鞘,以 Metzenbaum 组织剪等锐性切断,就显露出其中的胆管断端 B6+7,通常是 2 个开口,呈猪鼻孔状。切除侧断端送术中冰冻病理检查。

（2）不合并切除肝外胆管+尾状叶时（图Ⅱ-ii-7-6）

切肝至右前叶与右后叶 Glisson 鞘分叉部后,结扎切断先前悬吊的右前支。然后,转向左侧切肝,直至切断先前已悬吊的左侧 Glisson 鞘。

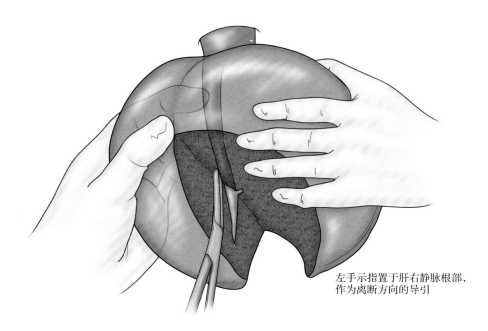

左手示指置于肝右静脉根部,
作为离断方向的导引

图Ⅱ-ii-7-4　显露肝右静脉主干

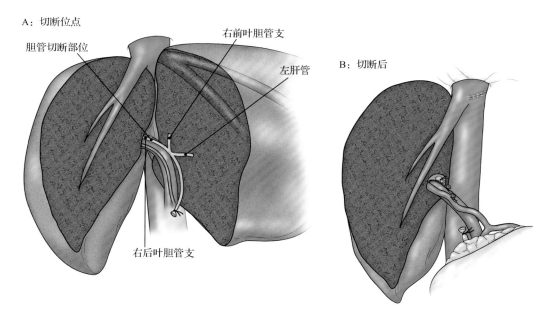

A：切断位点

胆管切断部位

右前叶胆管支

左肝管

B：切断后

右后叶胆管支

图Ⅱ-ii-7-5　Glisson 鞘的处理（合并切除肝外胆管 + 尾状叶时）

接着,朝第 2 肝门方向继续切肝,最后以 Vascular Endo-GIA 闭锁切断肝中静脉、肝左静脉共干,摘出标本（图Ⅱ-ii-7-7）。

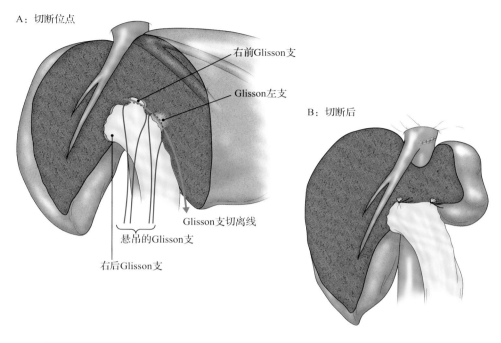

A：切断位点

右前Glisson支

Glisson左支

B：切断后

Glisson支切离线

悬吊的Glisson支

右后Glisson支

图 Ⅱ-ⅱ-7-6 Glisson 鞘的处理（不合并切除肝外胆管 + 尾状叶时）

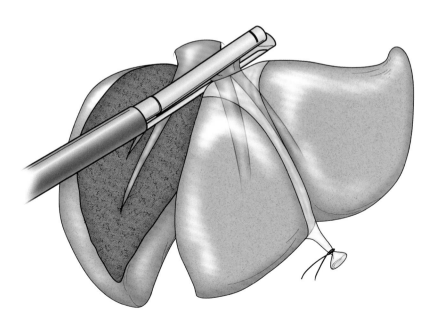

图 Ⅱ-ⅱ-7-7 切断肝左静脉、肝中静脉共干

5 重建胆道

距 Treitz 韧带以远 30cm 处切断空肠。在横结肠系膜血管右侧开孔,经结肠后上提空肠 Y 袢至肝门处。右后叶胆管 2 个开口做一"口"形,然后以 6-0 单丝可吸收线,单层间断缝合,完成胆管 – 空肠吻合。可留置粗细适当的引流管做吻合口支撑,引流管经 Y 袢盲端引出体外,形成胆汁不完全外瘘。距胆管 – 空肠吻合口约 40cm 处,完成空肠 – 空肠端侧吻合。经上提 Y 袢盲端插入肠内营养管,引出体外,妥善固定。

6 留置引流

(1) 合并切除肝外胆管 + 尾状叶时

肝断面(图Ⅱ–ⅱ–7–8a)及左膈下(图Ⅱ–ⅱ–7–8b)分别留置 8mm Pleats 引流管各 1 根。

(2) 不合并切除肝外胆管 + 尾状叶时

肝断面留置 8mm Pleats 引流管 1 根。

术后处理及术后检查

■ 不合并切除肝外胆管 + 尾状叶时

术后处理及引流管处理同常规肝切除。左侧大量肝切除后,可导致胃扭转,引起胃排空延迟。因此,要注意患者进食情况,必要时可行上消化道碘水造影,确认胃肠蠕动正常后开始进食。

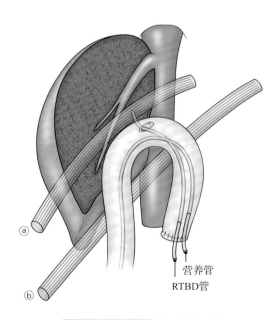

营养管
RTBD管

图Ⅱ–ⅱ–7–8 留置引流管

■ 合并切除肝外胆管 + 尾状叶时

此时要注意引流管引起的逆行性感染。癌研有明医院通常在胆肠吻合口的上、下方平行地,像夹住吻合口那样,留置 2 根引流管。引流通畅的那根可多留置几天,术后第 4 天可将此引流管替换为更细型号,然后逐渐拔除。

引流体外的胆汁可经肠道营养管回输。

8 尾状叶切除

东京大学大学院医学系研究科外科学肝胆胰外科　**有田淳一**

适应证

本节所述的尾状叶,是指位于第 1 肝门的后上方、被 3 支主要肝静脉和下腔静脉包围的那部分肝实质,可分为 Spiegel 叶、腔静脉旁部(paracaval portion)和尾状突(caudate process)3 个部分(图Ⅱ–ii–8–1)。

对局限于尾状叶的肿瘤,根据患者肝功能情况和肿瘤大小,可选择尾状叶部分切除。除此之外,还可选择以下几种合并手术方式。本节就以尾状叶部分切除为中心,逐条介绍各种术式的必要步骤和操作。

■ 合并尾状叶切除的术式

从技术层面来讲,大多数的合并切除要比单独切除容易。

● **左半肝切除**:肿瘤主要位于肝中静脉下方、偏左,患者肝功能良好时可选择此术式。

● **右半肝切除**:这种情况较少见,而且术前患者都需 PVE[1]。只有在右侧尾状叶巨大肿瘤,或是尾状叶肿瘤侵犯了肝右静脉或右侧肝门时,可选择此术式。

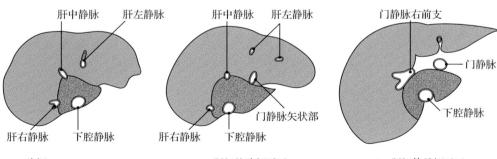

A:头侧　　　　　　　B:肝门的头侧平面　　　　　C:肝门的足侧平面

图Ⅱ–ii–8–1 **本节所述尾状叶的范围**

A:在第 2 肝门平面,可见一条连接肝右静脉后壁、肝中静脉后壁以及小网膜的连线,尾状叶就是此连线与下腔静脉之间的那部分肝实质。B:在第 1 肝门近头侧的平面,可见一条连接肝右静脉后壁、肝中静脉后壁以及门静脉左支矢状部后壁的连线,尾状叶就是此连线与下腔静脉之间的那部分肝实质。C:在第 1 肝门足侧平面,尾状叶就是肝门板后面的那部分肝实质

● **右后叶切除**：肿瘤位于尾状突或腔静脉旁部时，可选择此术式。

● **右前叶切除**：肿瘤位于腔静脉旁部的头侧或腹侧时（即肿瘤位于肝中静脉根部或其主干的正下方时），可选择此术式。

● **S8 解剖性切除**：选择条件同右前叶切除。

■ 单独尾状叶切除

肝切除量小，受肝功能限制也小，这是其优点。

● **尾状叶部分切除**：Spiegel 叶肿瘤常选择此术式。对较小的、靠近肝表面的右侧尾状叶肿瘤，而且患者肝功能较差时，亦可选择此术式。

● **前入路法尾状叶部分切除**：沿 Rex-Cantlie 线离断肝实质，可切除位于下腔静脉附近的肿瘤（图Ⅱ-ii-8-2）。

● **高位后方尾状叶全切除**：解剖性切除局限于尾状叶的肝细胞癌[2]。手术难度大，技术要求高。

术前检查

● 尾状叶切除的肝功能要求与其他肝切除术是一样的。只要拟行手术的肝切除量在相应的肝功能要求之内即可。但是，在分离尾状叶周边时可能会发生下腔静脉出血；在离断肝实质时，因为肝断面上的静脉压较高（不能托起肝断面），相比其他部位的肝切除，术中出血要多。出血过多就增加了术后并发症或肝功能衰竭的风险，这点在决定手术时也要考虑进去。

● 术前认真阅读 CT 图像，详细了解尾状叶周围的脉管走行。必须清楚从门静脉分叉部、门静脉左支主干以及门静脉右支主干发出的尾状叶门静脉支；有无肝右下静脉或肝右中静脉[3]。另外，必须想到可能有 1~2 支引流尾状叶的粗大肝短静脉[4]。

● 全麻 + 硬膜外麻醉，患者取仰卧位。

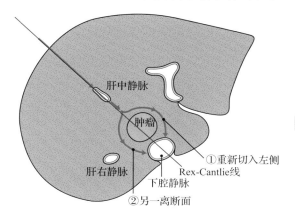

图Ⅱ-ii-8-2 前入路法尾状叶部分切除

①快接近肿瘤时，就绕向左侧离断肝实质；②斜向肿瘤右侧离断肝实质，形成另外一个肝断面

手术步骤

1 切口

2 结扎切断 Spiegel 叶的 Glisson 分支

3 结扎切断（尾状叶）尾状突的 Glisson 分支

4 切断静脉韧带（Arantius ligament）

5 从左侧游离尾状叶

6 从右侧游离尾状叶

7 悬吊肝右静脉

8 离断 Spiegel 叶

9 离断（尾状叶）尾状突

10 离断腔静脉旁部

手术技术

以下记录的是切除尾状叶肿瘤所必需的步骤和方法。应根据肿瘤的位置、大小以及患者体格，适当选择，灵活应用。

1 切口

一般选择右上腹反"L"形切口。根据患者体格，有时甚至可选择延至脐下的上腹正中切口。肿瘤越大，视野展开就越困难，必要时可正中劈开胸骨，切开前纵隔。

2 结扎切断 Spiegel 叶的 Glisson 分支

将左外叶向右上方翻起，肝十二指肠韧带牵向右侧，术者右手握住 Spiegel 叶，并向左侧牵开，这样就可看到 1~2 支自左侧 Glisson 一级分支（相当于门静脉左支的横部）发向 Spiegel 叶的细小 Glisson 分支。这些分支在肝外走行很短，为了可靠结扎切断，必须或多或少地去掉其周围的肝实质，因此，此操作常合并出血（图Ⅱ-ii-8-3）。

考虑到事先处理这些分支很困难时，可将此操作往后推，留待切肝时处理。但是，事先结扎切断了这些分支，肯定能减少之后切肝时的出血。

3 结扎切断尾状突的 Glisson 分支

肝钩置于右肝脏面，将右肝向前上方翻起，助手将肝十二指肠韧带牵向左上方。术者将尾状突压向后方，这样就可看见从右侧 Glisson 一级分支的后面发出的细小分支，逐一结扎后切断。

若难以发现这些 Glisson 分支，可用 Pean 血管钳破碎尾状叶肝实质，从中找到 Glisson 分支。若出血较多，亦可在肝门阻断下进行这步操作。

手术要点	尾状叶 Glisson 分支在肝外走行很短，没法获得足够的长度供两侧结扎、切断。但是，为了预防术后胆漏，肝门侧还是应该结扎后切断，肝实质侧断端电凝止血即可。

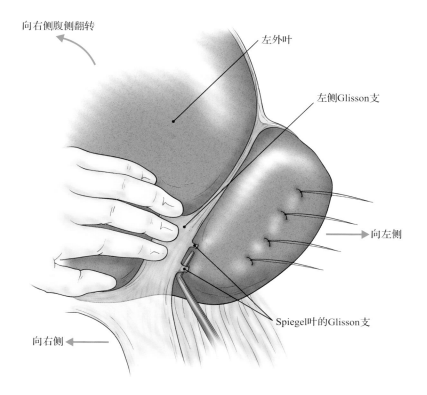

向右侧腹侧翻转

左外叶

左侧Glisson支

向左侧

Spiegel叶的Glisson支

向右侧

图Ⅱ-ii-8-3 切断 Spiegel 叶的 Glisson 分支

4 切断静脉韧带

将左外叶向右上方翻起,将 Spiegel 叶压向下后方,这样就可看见在 Spiegel 叶与左外叶交界处与小网膜相连接的静脉韧带。在 Spiegel 叶的上端,充分分离下腔静脉周围的纤维组织后,就可看见静脉韧带在肝左静脉根部(有时是下腔静脉)的汇合处。将此处稍作分离,就可用血管钳将其掏起,然后靠近其根部结扎切断(图Ⅱ-ii-8-4)。这样,Spiegel 叶头端的可动性就增加了,肝左静脉处理起来也就容易了。

5 从左侧游离尾状叶

沿着肝脏附着缘切断小网膜。切断左冠状韧带和左三角韧带后,左外叶就可进一步地向右上方翻起。术者左手以纱垫抓住 Spiegel 叶,并向上方牵开。然后,从下而上电刀切开下腔静脉左缘与 Spiegel 叶之间的浆膜。在最上方向左侧下腔静脉韧带移行处,结扎切断左侧下腔静脉韧带。进一步向上方提起 Spiegel 叶,由下而上,逐一结扎切断左侧肝短静脉(图Ⅱ-ii-8-5,Ⅱ-ii-8-6)。

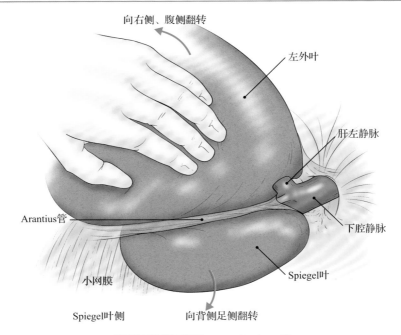

向右侧、腹侧翻转

左外叶

肝左静脉

下腔静脉

Arantius管

Spiegel叶

小网膜

Spiegel叶侧

向背侧足侧翻转

图 Ⅱ-ii-8-4 切断静脉韧带

显露出一段下腔静脉后,于汇合部附近切断静脉韧带。
将左外叶向前下方翻起,将 Spiegel 叶压向后下方

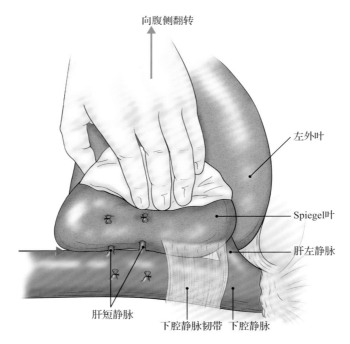

向腹侧翻转

左外叶

Spiegel叶

肝左静脉

肝短静脉

下腔静脉韧带　下腔静脉

图 Ⅱ-ii-8-5 游离 Spiegel 叶

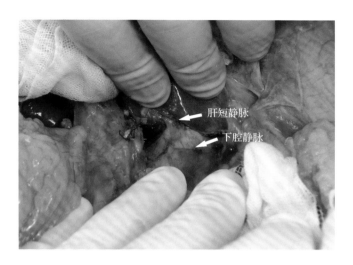

肝短静脉

下腔静脉

图Ⅱ-ii-8-6 游离 Spiegel 叶的术中照片

可见粗大的肝短静脉

与从右侧游离尾状叶时一样,虽然可从尾状叶的预定切除范围来决定相应的游离范围,但切肝中一旦损伤肝短静脉,可能导致大量出血,因此,尾状叶的游离范围应稍大些,以免出现这些麻烦。

6 从右侧游离尾状叶

具体操作在之前的章节都已讲述过,此处予以省略。但是在离断右侧尾状叶肝实质时,视野都很差,因此右侧的游离范围应尽可能大些。根据具体情况,有时也可做全尾状叶游离。有肝右下静脉和肝右中静脉时,若妨碍切肝,可将其结扎切断。

7 悬吊肝右静脉

在需要显露肝右静脉的肝切除术中,我们都认为阻断肝右静脉可减少术中出血。在上方,于肝右静脉和肝中静脉凹陷内、沿着下腔静脉前壁11点钟方向慢慢插入一长直角钳(图Ⅱ-ii-8-7)。然后,向左上方翻起右肝,结扎切断右侧下腔静脉韧带后,从肝右静脉根部的下方插入稍弯的血管钳,以插在肝右静脉、肝中静脉凹陷的左手示指指尖为目标,慢慢朝上分离(图Ⅱ-ii-8-8)。

手术要点	下腔静脉与肝包膜之间有好几层纤维组织。若不从下腔静脉外壁彻底分离掉这些纤维组织,就不能顺利插入血管钳,从下方和上方的分离层面就不能贯通。

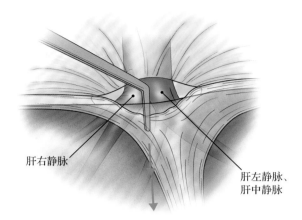

肝右静脉

肝左静脉、
肝中静脉

图Ⅱ-ii-8-7 **分离肝右静脉、肝中静脉凹陷**

先以小的直角钳向下方慢慢插入（注意不能搞错方向）。待钳尖几乎全部插入后，依次变换大一号的
直角钳，重复同样的动作。插入时要是感觉有抵抗，就应退出血管钳，然后稍稍调整钳尖方向，再插入

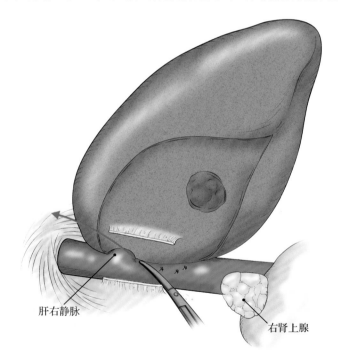

肝右静脉

右肾上腺

图Ⅱ-ii-8-8 **从左下方开始分离肝右静脉**

切断右侧下腔静脉韧带后，用 Metzenbaum 组织剪分离肝右静脉下方的纤维组织。逐步地朝头侧推进

8 离断 Spiegel 叶

　　Pringle 法阻断肝门后，将左外叶向右上方翻起，术者抓住 Spiegel 叶，向

左侧牵开。沿着电刀标记在 Spiegel 叶表面的切肝线,离断肝实质。

因为担心术后胆漏,应尽量结扎遇到的条索状物。但由于术野狭小,又不能托起肝断面使之高于下腔静脉,因此,肝静脉压较高时很容易出血,操作十分困难。若肝门处的尾状叶 Glisson 分支已处理,此时遇到细小条索状物可电凝或 Ligasure 融合后切断。

手术要点	不裹纱垫去抓住 Spiegel 叶,或者是没缝几针牵引线,就很难持续地牵引 Spiegel 叶。术者视野差时,可将患者头抬高,并稍稍右倾。根据情况,术者也可站在患者左侧。

⑨ 离断(尾状叶)尾状突

术者一边以左手握住尾状突,一边切肝(图Ⅱ–ii–8–9)。虽然仅仅局限在此处的肿瘤少见,但离断尾状突的操作比另外两个位置要容易得多。

⑩ 离断腔静脉旁部

如前所述,若尾状叶后面没有充分游离,就不能获得安全切肝的视野。将肝右向左上方彻底翻起,沿着标记的切肝线离断肝实质(图Ⅱ–ii–8–10,Ⅱ–ii–8–11)。

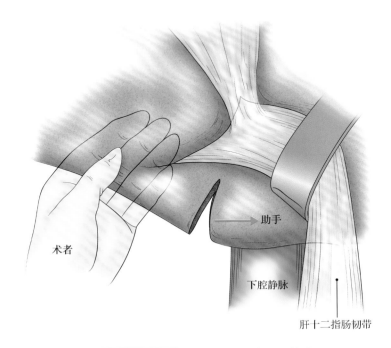

助手

术者

下腔静脉

肝十二指肠韧带

图Ⅱ–ii–8–9 切断(尾状叶)尾状突

术者和助手分别牵开两侧,展开肝断面

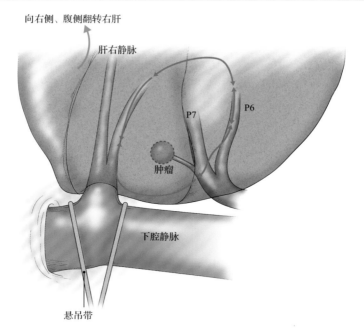

向右侧、腹侧翻转右肝

肝右静脉

P7

P6

肿瘤

下腔静脉

悬吊带

图Ⅱ-ii-8-10　切断腔静脉旁部

术中超声确认肝右静脉和 S7 Glisson 鞘的走行，以此为标志，设计切肝线

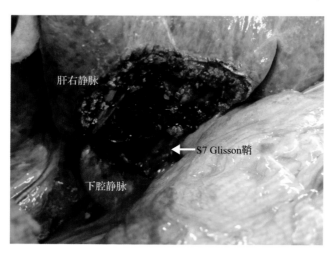

肝右静脉

S7 Glisson鞘

下腔静脉

图Ⅱ-ii-8-11　如图Ⅱ-ii-8-10 所示的肝切除结束后的照片

肝右静脉和 S7 Glisson 鞘作为切肝中的标志

　　汇入下腔静脉的静脉分支虽然都已结扎切断，但汇入肝右静脉或肝中静脉的分支还需在切肝过程中处理，一旦有损伤，出血也是相当多的，而且还妨碍视野。由于事先不可能在肝门部处理腔静脉旁部的 Glisson 分支，因此，凡是像 Glisson 分支的条索状物必须一一结扎。

手术要点	对位于腔静脉旁部头端的肿瘤，为了保证足够的切缘，应从最右侧开始切肝，待达到靠近肝表面的肝右静脉右缘后，就可沿着其后壁向深部离断肝实质，这样就不会迷失切肝方向。

其他部位肝切除合并切除尾状叶时的注意事项

■ 左半肝切除 + 尾状叶切除时

首先，离断尾状突。接着，沿着 Rex-Cantlie 线离断肝实质，到达肝中静脉后，沿着其后壁平面向右离断肝实质。最后，与事先的尾状突断面贯通。

■ 右半肝切除 + 尾状叶切除时

若合并切除包括 Spiegel 叶的整个尾状叶，操作反而简单。从下腔静脉上完全游离出 Spiegel 叶后，将其牵引到下腔静脉的右侧，并完全置于术者手中，就可离断肝实质了。最后，在静脉韧带正上方切断肝包膜。

■ 右后叶切除 + 尾状叶切除时（图Ⅱ-ii-8-12，Ⅱ-ii-8-13）

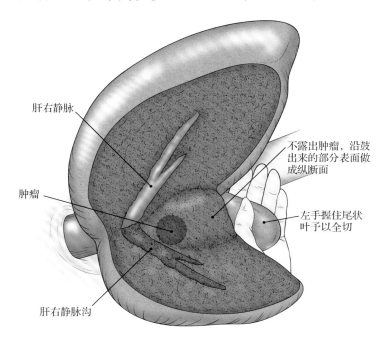

肝右静脉

肿瘤

不露出肿瘤，沿鼓出来的部分表面做成纵断面

左手握住尾状叶予以全切

肝右静脉沟

图Ⅱ-ii-8-12 扩大右后叶切除 + 尾状叶全切除

左手指尖指导切肝方向。沿着肝右静脉后壁与肝中静脉后壁连线的平面，向左侧逐步离断肝实质，肝断面呈凸起状，而且不能露出肿瘤。
尾状叶置于左手当中，向右牵引，并完整切除

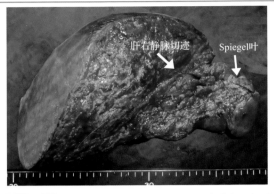

图 Ⅱ-ii-8-13 扩大右后叶切除 + 尾状叶全切除后的标本

清晰可见肝右静脉压迹，肝断面上没有肿瘤露出，完整切除了尾状叶

　　首先离断 Spiegel 叶和尾状突。然后，从右侧开始切肝，显露出肝右静脉后，沿着其后壁平面向左离断肝实质，经右后叶 Glisson 鞘断端，与肝门板后面相通。最后，与之前的尾状叶肝断面相通。尾状叶全切时，以抓住 Spiegel 叶的左手指尖为目标离断肝实质，最后在静脉韧带正上方切断肝包膜。

■ 右前叶切除 /S8 解剖性切除 + 尾状叶切除时（图 Ⅱ-ii-8-14）

　　在肝门部，尽量将右前叶 Glisson 鞘和尾状叶 Glisson 分支于其根部结扎切断。在快要露出右前叶 Glisson 鞘后面的地方，垂直向下转换切肝方向。左、右肝断面都垂直朝向下腔静脉，像不逃避，直接撞上下腔静脉那样。

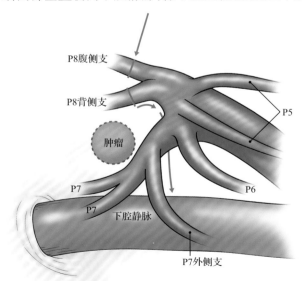

图 Ⅱ-ii-8-14 扩大的 S8 解剖性切除 + 尾状叶切除

S8 的各个亚段 Glisson 分支切断后，将肝断面朝下方牵引，然后沿着肝门 Glisson 鞘的后面离断尾状叶肝实质

■ 高位后方切除

　　首先在超声引导下穿刺门静脉右后支,注入染色剂染色右后叶,这样就可标记尾状叶的右侧边界。沿着这个标记线开始切肝,逐渐显露出肝右静脉和肝中静脉的后壁,继续向左切肝,最后达到静脉韧带正上方,切断肝包膜,就切除了整个尾状叶。

术后检查

　　无特别注意事项。但由于靠近肝门部离断肝实质,术后要特别注意有无胆漏。

参考文献

[1] Kubota K, et al: Measurement of liver volume and hepatic functional reserve as a guide to decision-making in resectional surgery for hepatic tumors. Hepatology 1997; 26: 1176-1181.

[2] Takayama T, et al: High dorsal resection of the liver. J Am Coll Surg 1994; 179: 72-75.

[3] Makuuchi M, et al: The inferior right hepatic vein: ultrasonic demonstration. Radiology 1983; 148: 213-217.

[4] Kokudo N, et al: Ultrasonically assisted retrohepatic dissection for a liver hanging maneuver. Ann Surg 2005; 242: 651-654.

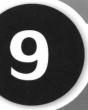

9 S8 解剖性切除

癌研有明医院消化中心肝胆胰外科　井上阳介

解剖性肝切除是完整切除肉眼可识别的、由切除目标的门静脉分支灌流的区域,其目的是根治性切除肝细胞癌,因为肝细胞癌最常合并经门静脉扩散的肝内转移。现在,解剖性肝切除已成为治疗肝细胞癌的标准术式。

本节就讲述可代表右肝解剖性切除的 S8 解剖性切除。

适应证

肝细胞癌的血液流出途径是门静脉。因此,可认为肝细胞癌的肝内转移是经门静脉途径扩散的结果。特别是对首发患者,应该推荐解剖性切除:完整切除由肿瘤门静脉分支负责灌流的区域。因此,应根据肝细胞癌的位置、有无血管侵犯以及患者肝功能情况,尽量选择不会导致残肝过小的解剖性切除。例如,同样是位于 S8 的肿瘤,根据肿瘤进展程度(有无门静脉癌栓或肝内转移)以及肝功能情况,可供选择的解剖性切除就有①右半肝切除→②右前叶切除→③S8 解剖性切除→④S8 部分切除(腹侧 / 背侧亚段切除),囊括了各个阶段。因此,术前必须详细评估肝功能,准确计算预定切除区域的体积。

关于肝细胞癌以外的肿瘤(肝内胆管细胞癌或转移性肝癌)是否也适用于解剖性切除,目前还没有定论。但是,腺癌最常直接浸润 Glisson 鞘,从这个特性来看,我们认为选择切除包含受侵 Glisson 鞘的解剖性切除也是妥当的。

术前检查

癌研有明医院在解剖性肝切除之前,特别的检查如下。

①**动态 MD–CT**:除了了解病灶的详细情况外,还可用于计算机模拟肝切除及各部分体积计算。

②**Gd–EOB–DTPA–MRI**:是目前对肝脏肿瘤定性诊断最准确的一项检查,也用于识别有无肝内转移病灶。

③**常规 B 超**:明确门静脉分支类型,估计术中门静脉穿刺操作难易度。明确肿瘤与其营养血管的位置关系。必要时追加 Sonozoid® 超声造影。

④**肝功能检查**:癌研有明医院常规结合 ^{99m}Tc–GSA 核素扫描和 ICG–R15 检查评估肝功能,然后按幕内标准选择术式。

手术步骤

1 切口

2 术中超声检查

3 肝脏游离

4 胆囊切除

5 术中超声检查+门静脉穿刺染色

6 切肝

7 摘出标本后

8 关腹

手术技术

1 切口

- 取上腹反 "L" 形切口（图Ⅱ-ii-9-1）。正中切口进腹后，探查腹腔，确认无腹膜种植或腹主动脉旁淋巴结转移等手术禁忌后，向右侧第 11 肋间方向做横切口至肋弓附近。
- 腹壁切开时，禁止使用有齿镊子钳夹组织。切口覆纱垫后上肝脏拉钩牵开。
- 靠脐结扎切断肝圆韧带，近端用 Pean 血管钳钳夹，留作牵引用。
- 做横切口时，调整电凝功率在 40~60W 之间，切断腹直肌，也可以 LigaSure 融合闭锁后切断。
- 横切口位于脐上 1.5cm 处，水平向右切开，直至右侧 Monk's white line（fusion fascia），这样切开后，就可获得良好的视野。
- 向上延长正中切口至剑突，分离切断其周围组织后，于其根部切除剑突。
- 向上切断肝镰状韧带至肝上下腔静脉附着处附近。在正中切口的上端，腹膜脱离腹壁呈悬索状，这时可于两侧以 Vicryl 缝线将同侧腹膜与腹直肌鞘各缝合 2 针，方便之后的关腹。
- 手术进行到这步时，切口覆盖纱垫，上肝脏拉钩，展开术野（图Ⅱ-ii-9-2）。

2 术中超声检查

- 明确肝脏周围有无粘连，若有，分离粘连后即可行术中超声检查。开始以 B 模式检查全肝和病灶。接着，注入 Sonozoid® 行超声造影，在低压模式下观察病灶的血管期（大肠癌肝转移时，此步可省略，只需 15 分钟后，观察 Kupffer 期即可）。

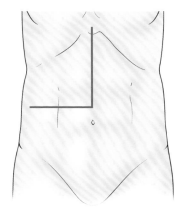

图Ⅱ-ii-9-1 上腹反 "L" 形切口

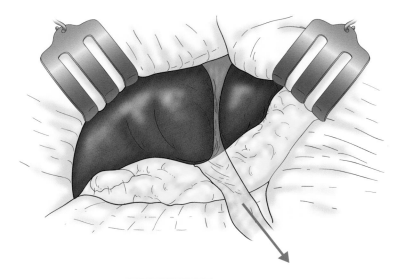

图Ⅱ-ii-9-2　术野显露

● 在这等待的 15 分钟内，可进行其他操作。但若糊里糊涂地将 B 模式下的探头搁在肝脏上，B 型声波可破坏残留在 Kupffer 细胞中的 Sonozoid®。另外，这段时间内不要剧烈翻动或牵引肝脏，因为受到压迫，在 Kupffer 期图像上可见 Sonozoid® 流经不均匀，须注意这点。

● 15 分钟后，在 Kupffer 期图像上，确认有无其他新的病灶。若还不能明确是不是新病灶时，可再次静推 Sonozoid®，或参考弹性成像法检查结果。

专栏

术中超声检查的最新进展

　　肝切除术中应用术中超声检查的历史已超过 30 年。近年来，有关术中超声适用性的报道，集中在如何进一步提高微小病灶定性诊断的准确率[1,2]。目前临床上，Sonozoid® 的 Kupffer 期图像是发现微小病灶最敏感的检查方法，因此应用也最多。但是，对发现的 5mm 左右的微小新病灶，是否要切除尚存疑虑，而且遇到这种情况的时候越来越多。Sonozoid® 术中超声造影对发现新病灶很有用，但是，多数情况下定性诊断还是很困难的。

　　因此，近年来研究的焦点是将病灶硬度图像化和数字化的超声弹性成像（图Ⅱ-ii-9-3）。特别是对位于肝实质深面、难以触诊的病灶，有报道称可根据其"硬度"来推测其性质。也有报告这种方法可用于术中[3,4]。我们期待今后进一步研发相关器械和提升其性能。

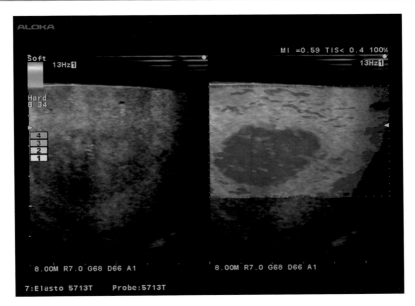

图Ⅱ-ii-9-3 术中超声弹性成像显示的肿瘤

B 模式下肿瘤边界模糊,弹性成像可清晰地显示出蓝色区域(质地硬的肿瘤)

3 肝脏游离

(1)在肝脏上方(第 2 肝门处)

第 1 助手隔着纱垫将肝脏压向下后方,术者持电刀切断镰状韧带和右侧冠状韧带。若是第一次手术,分离肝与膈肌之间的无血管疏松纤维组织是很容易的。

(2)在肝脏下方

分离肝脏下方从右三角韧带开始。游离肝脏外侧时,第 1 助手用右手将 S6 向左上方翻起,左手将结肠肝曲和后腹膜压向下后方,展开术野,术者持电刀从中间切开浆膜。

(3)在肝脏外侧

在切断右侧冠状韧带外侧部分时,第 1 助手双手抱住 S6 和 S7,朝前下方牵引。一旦将肝脏朝上方托起并牵向左侧后,就容易显露出分离层面。

● 右肝游离到术者左手,可轻松地握住整个右肝,并将肿瘤置于术野正中即可(若需切除右前叶,则要分离到右侧肾上腺前方;若需切除右后叶,则还要将右肾上腺从肝脏上分离开来,直至显露出下腔静脉后缘为止)(图Ⅱ-ii-9-4)。

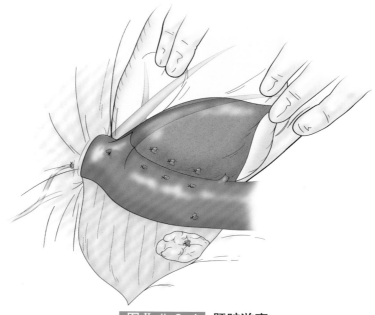

图Ⅱ-ii-9-4 肝脏游离

专栏

分离肝–右侧肾上腺

　　右侧肾上腺时常粘连融合在肝脏上,不小心电刀切断时,肾上腺侧可能会发生意外出血。由于右肾上腺与内侧的下腔静脉之间只有疏松纤维组织相连,所以,此处可用 Metzenbaum 组织剪等小心地分离开,带过粗的编织线,悬吊右肾上腺。癌研有明医院则是不管什么时候都穿过 2-0 Vicryl 线,靠肾上腺侧做一外科结,先勒住肾上腺,然后再分离肾上腺与肝脏。

4 胆囊切除
- 肝切除时常规切除胆囊。(切除时胆囊管留长,插入 6Fr. 导管,以备之后的肝断面胆漏试验)
- 这时可用细的 Nelaton 导管悬吊肝十二指肠韧带。

5 术中超声检查 + 门静脉穿刺染色

　　这时再次行术中超声检查,标记肿瘤边界和穿刺染色。
- 隔着肝十二指肠韧带浆膜,在其左侧以哈巴狗血管夹阻断肝固有动脉。在术中超声引导下,以 23G 套管针穿刺门静脉(也可在套管针后面接延长管和一个三通开关),见到回血后注入染色剂。在超声显示下,一边观察门静脉血流,一边以不引起反流的速度缓缓注入靛蓝(Indigo Carmine)(图Ⅱ-ii-9-5)。

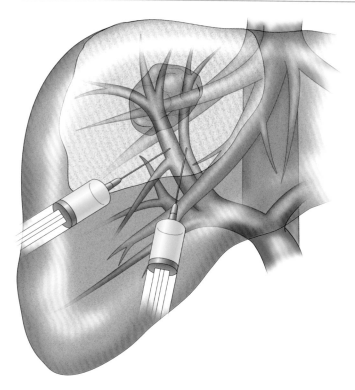

图Ⅱ-ii-9-5 注入染色剂靛蓝

专栏

S8 门静脉分支染色

　　S8 门静脉大致可分腹侧支(vent)和背侧支(dor)。若一次性在 S8 门静脉根部注入染色剂、试图染色整个 S8 时,多数情况下染色剂可溢出并波及 S5,以致两者界限不清楚。因此,最好分别穿刺腹侧支和背侧支,在其末梢侧注入染色剂,这样就准确无误地将 S8 染色了。本节介绍的也是分别穿刺腹侧支、背侧支的染色法。

●电刀标记肝表面上出现的染色区域。

●在此患者中,我们在染色剂靛蓝混入了 0.5ml Sonozoid® 和 1ml 吲哚菁绿(Indocyanine)溶液。因此,在超声谐波成像和 ICG 荧光照相机下都可显示出染色区域(图Ⅱ-ii-9-6)。癌研有明医院从基础研究到临床试验都探讨了这种混合方法的效果。因为靛蓝褪色快,很容易引起染色不均,因此,该混合液可望取代之。

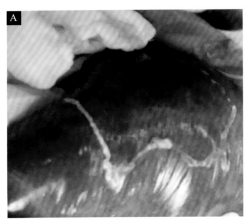

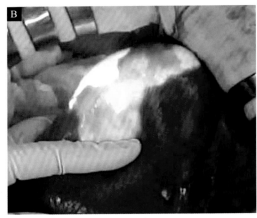

A：靛蓝染色显示的染色区域　　　　　　　　　　B：ICG 荧光法显示的染色区域

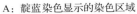 **染色区域的术中照片**

专栏

关于如何识别肝段

在解剖性肝段切除时，识别肝段的方法大致分为：①血流阻断法；②门静脉染色法。

①血流阻断法：在肝门部分离显露出该肝段的 Glisson 鞘，悬吊、阻断这支 Glisson 鞘后，肝表面上就出现了相应的缺血区域，电刀标记后即是该肝段范围。但未必所有肝段的 Glisson 鞘都能在肝门部准确无误地分离出来。

②门静脉染色法：在术中超声引导下，直接穿刺染色目标门静脉分支[5]。若熟练掌握了术中超声检查，所有的肝内门静脉分支都可染色。代表性的染色剂是靛蓝。由于门静脉流速或目标区域的立体位置关系，可出现染色不均，而且靛蓝的洗脱期也很短（30 秒左右），因此，必须以一定速度注入。但快速注入时，常发生逆流，导致应该保留的区域也被染色了。因此，门静脉穿刺染色需要一定的操作技术和经验。

近年来，开发了在染色剂靛蓝中混入超声造影剂 Sonozoid® 的立体染色法[6]。这样就可在谐波成像下，一边观察 Sonozoid® 流动，一边缓缓低速注入。因为 Sonozoid® 被摄取后，可在 Kupffer 细胞内留置很长一段时间。这样就更加容易识别和确认被染色的肝段了。但是，肉眼不能直接识别 Sonozoid®，说到底还是要在超声引导下做标记。

在本章节中，笔者进一步在造影剂中混入了 ICG，这样就可以在仪器监测下完成肝实质立体染色，使解剖性切除更加精准些。

6 切肝

- 沿着先前标记的切肝线,将电凝功率提高到 80W 以上,电刀切开肝包膜。

- Fogarty 血管钳阻断肝门后(阻断 15 分钟 / 开放 5 分钟,不用预处理),用 Pean 血管钳以钳夹 – 破碎法离断肝实质。

- 对残留的条索状物,细的用 LigaSure 融合闭锁后切断。2mm 以上的或是粗大 Glisson 发出的小分支,或是粗大肝静脉发出的小分支,都必须仔细结扎后切断。如果都像本节所描述的那样去进行解剖性肝切除,那么肝断面露出的都是些细小的 Glisson 分支。这时,只需结扎保留侧,直接切断标本侧都不会有问题。但在非解剖性切除时,切除标本上粗大 Glisson 鞘的中枢侧断端没有处理时,肝门开放后就会大量出血。因此,最好也上血管夹或 LigaSure 处理。

- 应从标记的切肝线下端开始离断肝实质。但是,若一直这样向上掀起切除侧、朝上方切肝,在显露肝静脉主干时,容易造成小静脉支分叉处出血。因此,等到能判断出接下来的离断方向后,也要将肝段面的上端由浅入深地扩大。一般来说,从其上前方到达并显露肝静脉时,很少引起不必要的出血(图Ⅱ–ii–9–7)。

- 术者左手示指至无名指插在右肝后面,托起右肝。同时示指可隔着肝实质向上顶起、压迫,控制肝右静脉引流区域的静脉性出血(图Ⅱ–ii–9–8)。拇指展开肝断面。第 1 助手也与术者拇指对牵,展开肝断面的深凹部。第 2 助手注意负责吸引,第 1 助手或术者也可使用另一吸引器。不时地进行术中超声检查,确认肝断面与肿瘤以及脉管的位置关系。

- 在主门静脉裂(major portal fissure)内显露出肝中静脉;在右门静脉裂(right portal fissure)内显示出肝右静脉,两个肝断面都朝向 S8 Glisson 鞘根部汇合。

- 一旦到达 S8 Glisson 鞘后,3–0 Vicryl 线结扎切断其周围的细小分支。再粗一点的分支则以 5–0 Prolene 血管缝线缝扎一道,双重结扎后切断。

- 肝静脉的出血以 5–0 Prolene 血管缝线 "8" 字缝合出血点,或者是在血管壁薄、很脆弱时,可用 Dissecting Sealer 凝固止血。

- 肝门开放的 5 分钟内,肝断面夹入纱垫后对拢,术者两手从右肝前、后方向,隔着纱垫像挤压右肝那样压迫止血。

7 摘出标本后

- 摘出标本后,肝断面先贴剪开的无菌手套,其上再压纱垫,压迫止血 5 分钟。之后观察肝断面,确认有无出血、胆漏。

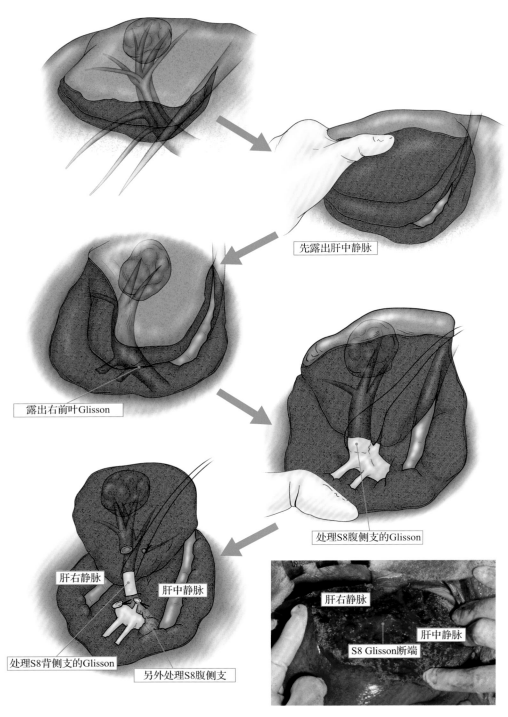

先露出肝中静脉

露出右前叶Glisson

处理S8腹侧支的Glisson

肝右静脉　　　肝中静脉

处理S8背侧支的Glisson

另外处理S8腹侧支

肝右静脉

肝中静脉

S8 Glisson断端

图Ⅱ-ii-9-7　切肝

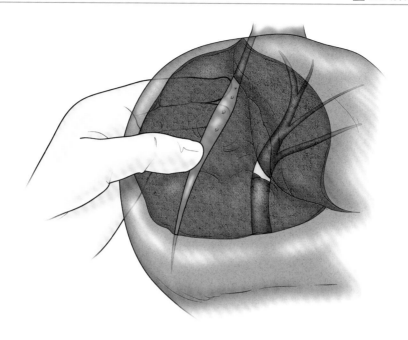

图Ⅱ-ii-9-8 术中控制肝静脉出血

●接着,将先前的胆囊管残端靠中枢侧做半周剪开,插入 6Fr. 导管。术者左手握住胰头,从后方隔着十二指肠压迫乳头使其闭塞,20ml 空针缓慢地向胆管内注入空气。同时可用术中超声观察肝内胆管,确认强回声的小气泡流入胆管(图Ⅱ-ii-9-9)。触诊肝总管前壁,感觉胆管内有一定压力,并确认肝断面上没有漏气点,胆漏试验结束。拔除胆囊管插管,胆囊管残端用 3-0 Vicryl 线双重结扎闭锁。

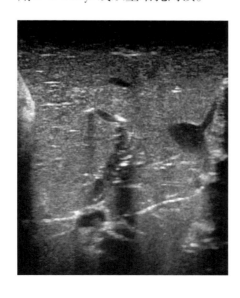

图Ⅱ-ii-9-9 胆漏试验

术中超声观察肝内胆管

● 3000ml 蒸馏水 +2000ml 生理盐水冲洗腹腔,再次检查肝断面,确认无出血后,肝断面贴 TachoSil®(人凝血酶 / 人纤维蛋白原)止血纱布。

● 关腹前右膈下创面留置 2 片 Seprafilm 生物可吸收防粘连薄膜。

● 肝断面上留置 19Fr.Hema-duct® 引流管和 8mm 软 Pleats 引流管各 1 根,必要时可加负压持续吸引。

8 关腹

● 关腹时,横切口 3 层缝合,正中切口 2 层缝合。关腹前切口下方留置 Seprafilm 生物可吸收防粘连薄膜。皮下脂肪厚度超过 3cm 时,留置皮下引流。

● 4-0 PDS 皮内缝合 +Steri-Strip™ 免缝胶带完成皮肤缝合。手术结束(图Ⅱ-ii-9-10)。

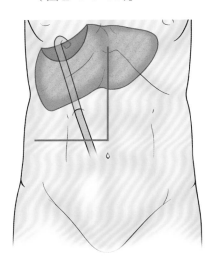

图Ⅱ-ii-9-10 手术结束时示意图

术后处理及检查

● 术后密切观察引流液的性状和引流量,做引流液生化检查(胆红素浓度)和细菌培养。若无问题,术后 3~4 天拔除。并发胆漏或感染时,术后 1 周后更换细一号的引流管,确认漏口闭锁后,而且引流液量和性状无问题,之后逐渐拔除。

● 术后第 1 天开始饮水,术后第 2 天开始进食。

● 术后第 1、2、4、7 天常规抽血检查血常规、生化和凝血功能,必要时可增加其他项目检查。

● 术后第 1、4、7 天常规拍胸腹平片,确认引流管的位置和肠道气体,有无胸腔积液。

● 在病房内随时行便携式超声检查。在发热、腹痛、引流液颜色改变、化验结果异常时，最快、无创，并能获得最多信息的就是体外超声检查。

●根据术后 7 天的化验结果以及患者全身状态，若无问题，第 8 天以后可考虑出院。

参考文献

[1] Arita J, et al: Usefulness of contrast-enhanced intraoperative ultrasound using Sonazoid in patients with hepatocellular carcinoma. Ann Surg 2011;254:992-999.

[2] Takahashi M, et al: Contrast-enhanced intraoperative ultrasonography using perfluorobutane microbubbles for the enumeration of colorectal liver metastases. Br J Surg 2012;99:1271-1277.

[3] Inoue Y, et al: Intra-operative freehand real-time elastography for small focal liver lesions: "Visual palpation" for non-palpable tumors. Surgery 2010;148:1000-1011.

[4] Kato K, et al: Intra-operative application of real-time tissue elastography for the diagnosis of liver tumours. Liver Int 2008;28:1264-1271.

[5] Makuuchi M, et al: Ultrasonically guided subsegmentectomy. Surg Gynecol Obstet 1985;161:346-350.

[6] Shindoh J, et al: Three-dimensional staining of liver segments with an ultrasound contrast agent as an aid to anatomic liver resection. J Am Coll Surg 2012;215:e5-10.

10 左侧肝段切除

国立癌症研究中心中央医院肝胆胰外科　**岸庸二**

适应证

● 左外叶切除的肝实质切除率不大,必须单独解剖性切除 S2 或 S3 的情况极少。在判断切除左外叶有风险的肝硬化患者中,局部切除病灶也没有关系。但是,对局限于 S2 或 S3 的肝细胞癌还是应该选择左外叶切除。

● 另一方面,左内叶整个区域都属 S4,占全肝体积的 15% 左右[1,2]。对局限于 S4 的肝细胞癌且 ICG-R15 > 20% 时,应该选择的是 S4 切除,而不是左半肝切除。

● 另外,对靠近门静脉左支矢状部(umbilical portion)的肿瘤,解剖性合并切除 S3+S4,其根治性比单独切除 S3 或 S4 要好,应该掌握这种手术方式。

　　顺便说一句,Couinaud 是以肝左静脉为界线来划分左外叶的,其左外扇区(left lateral sector)相当于 S2,左旁正中扇区(left paramedian sector)相当于 S3+S4。

术前检查

　　与通常的肝切除一样,术前需行 B 超、CT 检查,明确肿瘤的位置及其与周围血管的关系。事先要在脑海里模拟在何处切断血管、肝断面上应该显露哪些血管,这一点是十分重要的。根据 ICG-R15 结果评估肝功能,决定是否适合手术。

手术步骤

1 切口

2 悬吊肝十二指肠韧带

3 肝门处理,分离门静脉矢状裂（Rex 陷窝）

4 游离肝脏

5 切肝

6 止血、关腹

手术技术

手术 注意点	● 根据术前影像学图像，应在脑海里想象出那些应该显露在肝断面上的血管的解剖，并以术中超声确认后，才着手切肝。特别是离断肝实质的最后几步、靠近肝静脉根部时，一定要仔细结扎切断其周围的细小分支，将出血控制在最低程度。 ● 另外，S4 切除时，一旦切入肝门板的浆膜，就有可能损伤尾状叶 Glisson 鞘等。除此之外，还可引起术后胆漏、胆管狭窄等并发症，这点必须引起注意。

1 切口

通常无须开胸，取上腹反 "L" 形切口，就可获得良好的视野。

2 悬吊肝十二指肠韧带

剪开小网膜的无血管区，悬吊肝十二指肠韧带，以备之后 Pringle 法阻断肝门。

3 肝门处理，分离门静脉矢状裂（Rex 陷窝）

● 单独切除 S2 或 S3 时，无须分离肝门。但是，要按照切除左外叶那样，将肝圆韧带牵向右上方，剪开矢状部左侧浆膜，稍做分离，显露出 S2 和 S3 的门静脉支 P2 和 P3，结扎切断后，在其深部显露出各自的动脉和胆管分支，再将其结扎切断后，肝表面上就可出现缺血线（图Ⅱ-ii-10-1）。若肿瘤接近门静脉矢状部时，分别处理 S2 和 S3 脉管比较困难时，亦可事先不分离解剖矢状部，留待切肝中一并处理各自的 Glisson 鞘也是安全、可靠的方法。这时，可在 P2 或 P3 中注入靛蓝，染色目标肝段。

● 单独切除 S4 时，首先摘除胆囊。虽说无须分离解剖肝门，但在巨大肝细胞癌时，肝中动脉有时发自肝右动脉，事先结扎切断肿瘤的供血动脉可降低肿瘤张力，也就明显减少了术中出血（图Ⅱ-ii-10-2）。无肝中动脉、S4 的动脉血供来自肝左动脉时，这些分支通常从矢状部根部发出，在切肝的过程中，将其结扎切断即可。注入靛蓝染色，在施行 S4a 或 S4b 亚段切除时很有用，但在施行 S4 全切除时，须多支穿刺染色，倒不如后述的在切肝开始时先处理 S4 Glisson 鞘，肝表面上就自然地显露缺血线，也就能准确地掌握主门静脉裂（main portal fissure）走行。

4 游离肝脏

■ 游离左半肝

详细操作前几章已有叙述。若不合并切除尾状叶 Spiegel 叶，通常无须切断静脉韧带。但是，若靠近肝左静脉附着处切断静脉韧带，进一步切断于

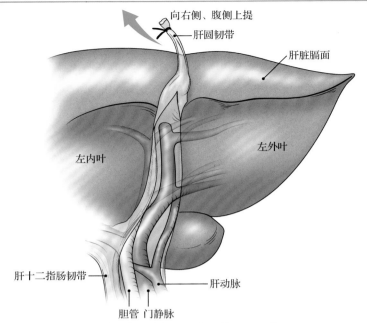

向右侧、腹侧上提

肝圆韧带

肝脏膈面

左内叶

左外叶

肝十二指肠韧带

肝动脉

胆管 门静脉

A：门静脉矢状部左侧分别处理 S2 或 S3 的 Glisson 鞘
将肝圆韧带牵向右上方

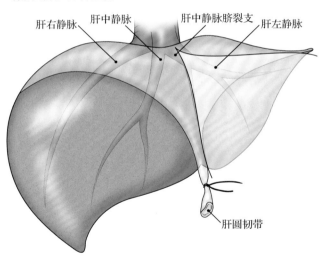

肝右静脉 肝中静脉 肝中静脉脐裂支 肝左静脉

肝圆韧带

B：结扎切断 S3 的动脉和门静脉血供后，肝脏表面上显示的缺血区域

图Ⅱ–ii–10–1 单独切除 S2 或 S3 时的肝门处理

肝左静脉根部汇入下腔静脉的左侧膈下静脉，再追加切开 Spiegel 叶上端的
浆膜，这样就可清晰地显露出肝左静脉根部，并以此作为切肝的标志。特别
是肿瘤靠近肝左静脉根部时，这些分离显露是十分有用的（图Ⅱ–ii–10–3）。
通常肝左静脉和肝中静脉形成共干汇入下腔静脉，所以不必非得在肝外悬
吊肝左静脉。

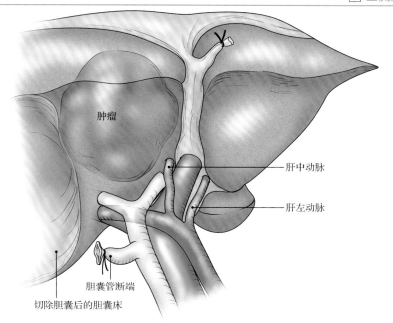

肿瘤

肝中动脉

肝左动脉

胆囊管断端

切除胆囊后的胆囊床

图 Ⅱ-ii-10-2 单独 S4 切除时的肝门处理

切除 S4 时,若有肝中动脉存在,应事先将其结扎切断

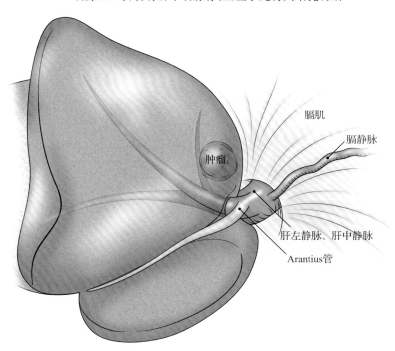

膈肌

膈静脉

肿瘤

肝左静脉、肝中静脉

Arantius管

图 Ⅱ-ii-10-3 静脉韧带的处理

通常无须结扎切断静脉韧带,但将其处理后,可清晰显露出
肝左静脉根部,并以此作为切肝的标志

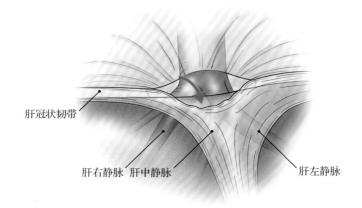

肝冠状韧带

肝右静脉 肝中静脉

肝左静脉

图 II-ii-10-4 显露下腔静脉前壁

S4 切除时,应分离显露肝右静脉、肝中静脉之间的凹陷(箭头)

单独切除 S4 时,左、右冠状韧带要向两侧切断,直至肝静脉根部,显露出肝左静脉、肝中静脉共干;分离肝右静脉、肝中静脉凹陷,直至显露出下腔静脉前壁(图 II-ii-10-4)。

■ 游离右半肝

S2 和(或)S3 切除时,不必游离右半肝。但在切除 S4 时,在切肝中术者左手要握住右半肝向上托起,降低肝中静脉及其分支的静脉压,这样有利于减少术中出血。因此,此时需要游离右半肝。其游离达到这样的程度即可:将右半肝朝左上方翻转后,肝中静脉主干的走行线近似垂直于下腔静脉。

5 切肝

应用 Pringle 法以 Fogarty 血管钳阻断肝十二指肠韧带后切肝。最近有报道应用 Harmonic Scapel、LigaSure 等器具离断肝实质,并可减少术中出血和缩短切肝时间。虽然说可以根据术者爱好来选择切肝器具,但是,切肝的基本方法应该还是钳夹 – 破碎法,即钝性破碎、压榨肝实质后,结扎切断其中残留的管道结构。特别是在 S2、S3 和 S4 Glisson 鞘根部及其附近,应该将肉眼能识别的 Glisson 分支,逐一结扎后切断,这是预防术后胆漏的最好方法。

■ 单独 S2 或 S3 切除

与切除左外叶一样,术者可站在患者左侧,以左手托起左外叶,切肝方向也是从靠近术者的肝下缘开始,笔直地切向上方(图 II-ii-10-5)。单独切除 S3 时,若事先不能从肝脏脏面处理 S3 Glisson 鞘,这时可像切除左外叶一样,从肝镰状韧带左缘开始切肝,一旦切断了 S3 Glisson 鞘后,肝表面上就显示出与 S2 的分界线。还不能确定分界线时,可在术中 B 超引导下标记左门静脉裂(肝左静脉走行)。但是,Couinand 在其经典著作中也提到

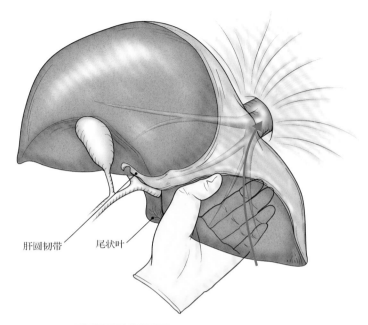

图 Ⅱ-ii-10-5 术者左手将左外叶托起

肝圆韧带　　尾状叶

S2 和（或）S3 切除时，术者亦可站在患者左侧，左手托起肝脏

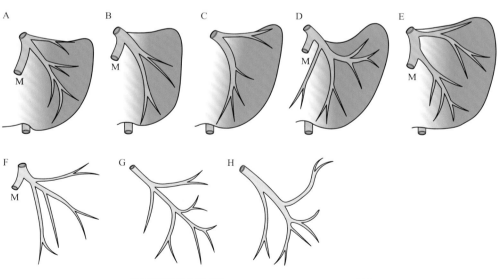

图 Ⅱ-ii-10-6 肝左静脉的分支形态[3]

M= 肝中静脉

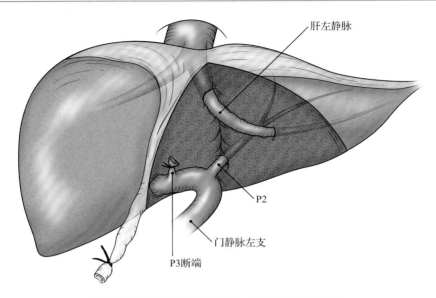

图 Ⅱ-ii-10-7 单独 S3 切除后的肝断面

实际上，单独 S3 切除后的肝断面上很少能显露出如此长的一段肝左静脉主干

（图 Ⅱ-ii-10-6），肝左静脉很少以一支主干的形式全程走行在 S2、S3 之间（图 Ⅱ-ii-10-7），引流 S2、S3 的静脉都在肝左静脉根部附近汇入，因此多数情况下，肝左静脉主干本身很短。亦即：若从左外侧的周边开始切肝，多数情况下，不能马上到达并显露出肝左静脉。而且，S3 Glisson 鞘很少能伸到左门静脉裂（肝左静脉走行）以外的地方。所以，单独 S3 切除后的肝断面上，是没有 Glisson 鞘露出来的。肝左静脉主干很短时，切肝中应不时地进行术中 B 超检查，确认肝左静脉主干走行，及时调整切肝方向，朝向肝左静脉根部。

■ 单独 S4 切除

● 按照先阻断血流的原则，应该从左侧开始切肝（肝镰状韧带的右缘）。可以说与所有的肝切除一样，一旦切断了主要的 Glisson 鞘之后，肝断面一下就开阔了，展开视野也就很容易了。与切除 S3 相反，切除 S4 要从肝镰状韧带的右缘开始，将发向 S4 的 Glisson 分支仔细地、逐支结扎后切断。这时助手将肝圆韧带牵向左上方，这点很重要。在这个肝断面上，是没有肝左静脉显露出来的，显露出来的应该是走行在脐静脉裂中的脐裂静脉，这就表示肝断面正确，并以此为目标进一步切肝。这支脐裂静脉通常都汇入肝左静脉根部，但也有汇入肝中静脉根部的。若肿瘤靠近脐裂静脉，即使切断也没有关系。但若能保证肿瘤与脐裂静脉之间有足够的距离，最好还是沿着此静脉向上离断肝实质（图 Ⅱ -ii-10-8）。

● 左侧的切肝进行到一定程度时（接近脐裂静脉根部时），就要转换切肝方向，开始离断右侧肝实质。此时的切肝线是走行着肝中静脉的主门静脉裂

（Rex-Cantlie线），如同左半肝切除那样离断肝实质。术者左手稳稳地握住右半肝并向上托起,控制肝断面上的肝静脉压。从肝脏下缘开始离断,先显露出肝中静脉末梢（引流S4或S5的末梢静脉分支）,一边切断引流S4侧的分支,一边向中枢侧迂回,直至显露出肝中静脉主干左缘（图Ⅱ-ii-10-9）。之后,就沿着肝中静脉左侧壁向上分离,仔细结扎切断左侧的细小分支,直至其根部。在肝脏脏面,距肝门板约1cm处离断肝实质（即离断方叶肝实质）,显露出肝门板上方,此处是S4切除后肝断面的最深处。刚才在"手术注意点"中已提及,在这还得强调一下,切肝到此处时最应该引起注意的就是:一旦切入肝门板浆膜,就有可能损伤胆管（图Ⅱ-ii-10-10）。

最后,到达肝中静脉根部。肝中静脉根部的出血单靠托起肝断面、控制静脉压是很难止血的,而且此处也很难保持清晰的视野（凹陷样肝断面,又不宜用力向两侧展开）。即使是扯断了细小静脉分支,也可能引起大出血。因此,此时应注意:即使是细小的静脉,也应小心地处理,不能损伤。血管钳钳夹时,不必硬贴着血管壁挑起,可连同少许的周围肝实质一起钳夹。一般来说,左侧肝切除都有一个共同点,就是即使肝断面上发生了肝静脉出血,术者用于托起右肝的左手也不能拿开,只能单手操作,缝合止血,而且只能委托助手打结。这时,也就是考验助手打结技能的时候了。继续从左、右两侧离断肝实质,最后贯通两侧肝断面,切肝结束（图Ⅱ-ii-10-10）。

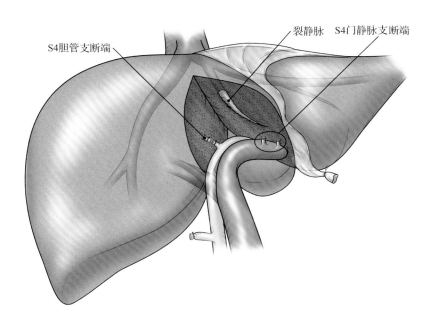

S4胆管支断端　　　　　　　　　　　裂静脉　S4门静脉支断端

图Ⅱ-ii-10-8 单独 S4 切除时的左侧肝断面

以显露脐裂静脉左缘为切肝标志

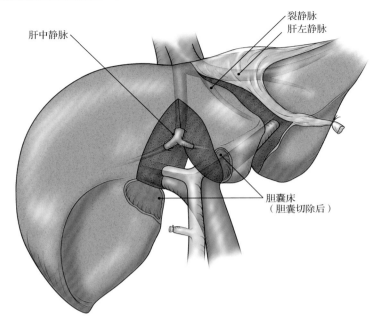

肝中静脉

裂静脉
肝左静脉

胆囊床
（胆囊切除后）

图 Ⅱ-ii-10-9 单独 S4 切除时的右侧肝断面

切肝线是沿着主门裂（main portal fissure）的，切肝开始后，确认显露出肝中静脉末梢，
然后沿着其左缘向上方离断肝实质，切断 S4 侧的分支

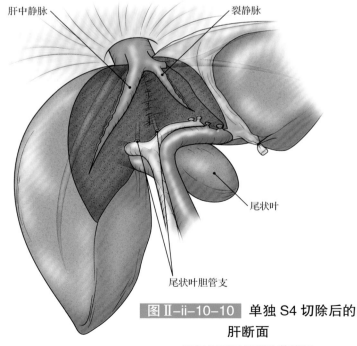

肝中静脉

裂静脉

尾状叶

尾状叶胆管支

图 Ⅱ-ii-10-10 单独 S4 切除后的
肝断面

不得切开肝门板的浆膜层

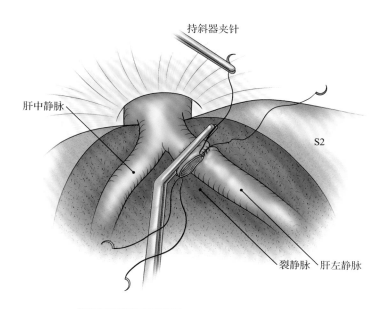

持斜器夹针

肝中静脉

S2

裂静脉　肝左静脉

图Ⅱ-ii-10-11 缝合闭锁脐裂静脉断端

脐裂静脉粗大时,应上血管钳,切断后中枢侧断端以 4-0 Prolene 连续缝合闭锁

根据肿瘤位置,切断脐裂静脉也没有关系。有时还需切断肝中静脉主干扩大切除范围,但要尽可能地保留右前叶的引流静脉,在其末梢侧切断,这样就可以避免残肝淤血,这点也是十分重要的。

■ S3+S4 切除

如本节开始"适应证"中所述,若肿瘤接近门静脉矢状部,选择合并切除 S3+S4 是合适的。

其基本方法就是单独 S3 切除和单独 S4 切除的组合。切肝时,就像上述的那样,一边显露出肝左静脉右缘和肝中静脉左缘,一边离断肝实质,最后在上方会师,切断脐裂静脉。脐裂静脉(fissural vein)通常只需结扎即可,但直径粗大时,可在中枢侧上血管钳,切断后以 4-0 Prolene 血管缝线连续缝合闭锁(图Ⅱ-ii-10-11)。

此术式的重点是如何到达门静脉矢状部。继胆囊切除之后,要分离肝门,显露并悬吊肝左动脉和门静脉左支主干。然后,自门静脉左支主干前面向末梢分离,结扎切断门静脉矢状部前面的纤维组织,显露并确认 P2 分叉处后,在其末梢侧切断门静脉。接着,在门静脉的后上方,分离显露出动脉,同样地,在 A2 分叉处以远结扎切断 A3 和 A4(图Ⅱ-ii-10-12)。

无论何种肝切除,血管结扎前都应行阻断试验。术中多普勒超声确认 S2 的动脉和门静脉血供正常后,才能各自结扎切断,这点十分重要。

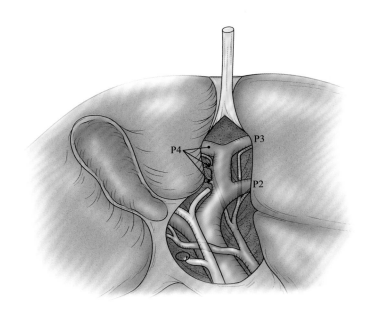

图 Ⅱ–ii–10–12 合并 S3+S4 切除时门静脉矢状部的处理[4]

6 止血、关腹

要特别注意肝静脉分支断端有无出血,以及肿瘤 Glisson 鞘断端有无胆漏。彻底止血。虽然说肝断面上无须涂布纤维蛋白胶也可以,但在肝硬化严重的患者中,光靠压迫止血还是很困难的,这时,应用纤维蛋白胶或止血纱布还是很有效的,此时就不要犹豫不决了。最后在肝断面上留置引流管,关腹。

术后检查

合并肝硬化时,即使切除的肝体积很小,也可出现腹水且迁延消退。术后应监测尿量和引流液量,特别是术前 ICG–R15 结果偏高的患者,术后应积极给予以螺内酯为基础的利尿剂。另外,应适当补充白蛋白。

参考文献

[1] Abdalla EK, et al: Total and segmental liver volume variations: implications for liver surgery. Surgery 2004;135(4):404-410.

[2] Shindoh J, et al: The intersegmental plane of the liver is not always flat--tricks for

anatomical liver resection. Ann Surg 2010;251（5）:917-922.

［3］Couinaud C: Surgical anatomy of the liver revisited. Paris: Maugein & Cie Press, 1989.（二村雄次訳：Couinaud 肝臓の外科解剖. 医学書院, 1996, p86-109. ）

［4］Kawasaki S, et al: A new alternative hepatectomy method for resection of segments 3 and 4 of the liver. Surg Gynecol Obstet 1992;75（3）:267-269.

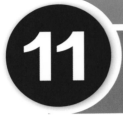

11 超声引导下局部肝切除

癌研有明医院消化中心外科　**小野嘉大**

适应证

- 包括所有的局部肝切除。
- 主要适用于转移性肝癌,或者是合并肝硬化的肝细胞癌,肝功能又无富裕,不能解剖性切除时。
- 几乎所有的肝切除都可应用术中超声。但在局部肝切除时,由于切肝中的标志少,必须依靠超声来显示肿瘤的位置和切缘。依靠超声引导来判断哪些 Glisson 分支和静脉分支必须切断,哪些 Glisson 分支和静脉分支必须保留。在切肝中也随时用到超声,显示肝断面,调整切肝方向。
- 适用于比解剖性切除更难的局部切除(肝门部肿瘤、肝静脉根部转移性肝癌等)。

术前检查

■ 确认肿瘤位置,模拟切除

- 按照肝切除术前处理常规。术前在计算机上做模拟切除(VINCENT®),在 3D 图像上首先明确肿瘤的位置,然后引入切线,确定哪些脉管要切断,哪些脉管要保留,这样切肝前,术中超声就容易一一对应起来了。
- 另外,在大量切肝合并局部切除时,要更加严格地评估残肝功能和残肝体积,局部切除时应该保留的脉管要在 VINCENT® 图像上显示出来。

■ 麻醉和体位

同常规肝切除,需全身麻醉。患者取仰卧位,右上肢外展。

手术步骤

1 开腹 – 术中超声检查　　　**3** 离断肝实质

2 肝脏游离 – 超声造影　　　**4** 止血及关腹

手术技术

1 开腹－术中超声检查

　　原则上,取上腹反"L"形切口,切开进腹。但是,要根据肿瘤的具体位置和大小,有时只做正中切口即可,或者只需短的横切口。病灶位于肝表面时,切除很容易,此时可不必切除胆囊。对比较大的病灶,切除范围也要较大。因为要做胆漏试验,进腹后术中超声检查结束后就可切除胆囊。

●于脐上 2 横指,向右水平切开,呈反"L"形(图Ⅱ–ii–11–1)。正中切开进腹后,靠近脐结扎切断肝圆韧带,肝侧断端 Pean 血管钳把持。切除剑突,张开肋弓。加做横切口后(长短适当即可),上肝脏拉钩,缓缓牵开,确保视野。

●视、触诊腹腔和全肝后,术中超声检查主病灶,并搜索全肝有无新病灶(特别是肝静脉根部、肝门部、尾状叶周围)。将术前影像学图像上显示的肝内脉管在术中超声下确认一遍。癌研有明医院对几乎所有的患者都行术中超声造影,这样可以进一步明确诊断[1,2]。静推 Sonozoid® 后,若有必要就切除胆囊,也可进入下一步:肝脏游离。

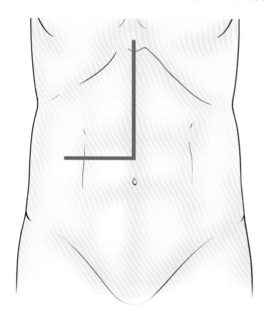

图Ⅱ–ii–11–1 反"L"形切口

2 肝脏游离－超声造影

　　"肝脏游离"请参阅相关章节。

●切断肝镰状韧带后,继续向两侧切断左、右冠状韧带。然后,根据肿瘤的具体位置和大小,分离至适当程度即可。肿瘤位于右半肝时,要游离到右肾上腺的前面。若肿瘤波及右后叶,还要进一步分离右肾上腺与肝脏的粘连。

●游离结束后,因先已注射了 Sonozoid®,这时在谐波模式下,再次检查肿瘤,扫描全肝确认是否有新病灶。再次确认哪些脉管应该切断,哪些脉管应该保留。

3 离断肝实质

　　肝十二指肠韧带通过 Nelaton 导管,Pringle 法阻断肝门后切肝。局部肝切除时,超声引导是不可或缺的,应该随时应用超声,边检查边离断肝实质。

●切肝开始前,在超声指导下,将肿瘤边缘的上下左右四点标记在肝表面上。然后距标记点约 2cm(根据切除位置、残肝体积和肝功能情况,设定切除大小),再以电刀标记一圈切肝线。肿瘤位于肝实质深部时,切肝线要标记大些,这样切肝时就有良好的视野。接着再次超声检查,显示那些应该切断的脉管,并将这些脉管的走行在肝表面上标记出来,直至切肝线附近(图Ⅱ-ii-11-2)。离断肝实质时,术者左手一直握住肝脏向上托起,最好在这个状态下用超声检查,显示离断中的脉管走行。

●切肝应从靠近肝门或靠近要切断的 Glisson 分支的位置开始。术者左手拇指展开肝切面,助手在其对侧下压肝脏展开视野(图Ⅱ-ii-11-3)。特别是对位于肝实质深部的肿瘤,若一开始就倾斜着切肝,肯定会暴露肿瘤。因此,开始应沿着切肝线,做一定深度的垂直切开。在肝断面谷底塞入一条纱布或插入血管钳,对拢肝断面,超声探头搁在切除侧肝表面,检查肝断面与肿瘤的距离。有标志性脉管时,一边以超声显示这个标志,一边离断肝实质。

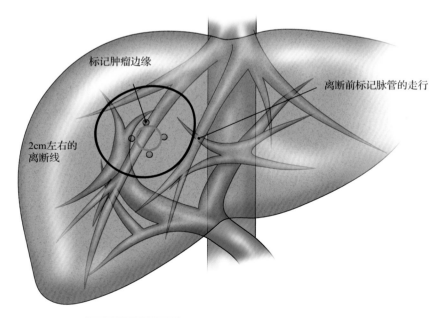

标记肿瘤边缘

离断前标记脉管的走行

2cm左右的
离断线

图Ⅱ-ii-11-2 术中超声引导下标记切肝线

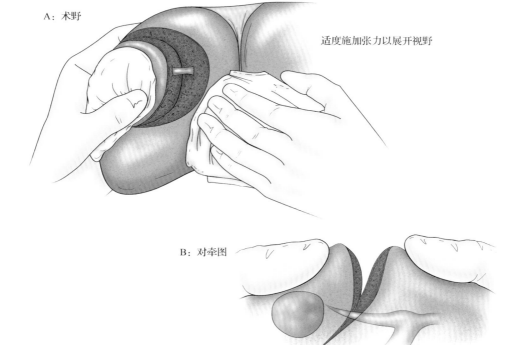

A：术野

适度施加张力以展开视野

B：对牵图

切断应处理的Glisson支进一步展开视野

图Ⅱ-ii-11-3 切肝

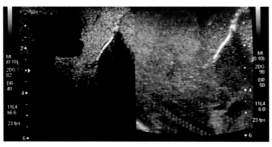

A：显示夹着纱布的肝断面（左：Sonozoid®造影图像）

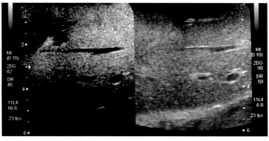

B：显示走向肿瘤的血管（左：Sonozoid®造影图像）

图Ⅱ-ii-11-4 术中确认肝断面

肿瘤位于肝实质深部时,一旦切断了支配肿瘤的 Glisson 分支后,术野就明显展开了许多(图Ⅱ-ii-11-4)。另外,切断粗大 Glisson 分支后,可松开肝门阻断,由此支 Glisson 脉管支配的区域就会在肝表面上显示出来。若此缺血区与当初的切肝线偏离较大,应该调整切肝线,将此区域一并切除。

4 止血及关腹

- 肝实质离断结束后,断面先垫无菌手套,再压纱布,压迫止血 10 分钟,确认有无出血。若还有出血,可电刀直接电凝止血或血管缝线 "8" 字缝合出血点。
- 合并胆囊切除时,自胆囊管插入 6Fr. 导管,注入空气,行胆漏试验。若有胆漏,血管缝线 "8" 字缝合胆管破口。
- 彻底止血后,肝断面贴特可考止血纱布。3000ml 温盐水冲洗腹腔。若肝断面较大,或者是二次切除时,应在肝断面上留置引流管。引流管尽可能呈直线引出体外,但不得直接贴在显露的脉管上,或者其头端不得顶住结扎的脉管断端。
- 正中切口 1 层缝合、横切口 2 层缝合关腹。4-0 可吸收线皮内缝合,最后,Steri-Strip™ 胶布对拢皮肤切口。

术后检查

同 "肝切除术后处理常规"。

参考文献

[1] Takahashi M, et al: Contrast-enhanced intraoperative ultrasonography using perfluorobutane microbubbles for the enumeration of colorectal liver metastases. Br J Surg 2012; 99: 1271-1277.

[2] Arita J, et al: Usefulness of contrast-enhanced intraoperative ultrasound using Sonazoid in patients with hepatocellular carcinoma. Ann Surg 2011; 254: 992-999.

12 肝脏肿瘤剜除术

癌研有明医院消化中心外科　**高桥道郎**

适应证

肝脏肿瘤剜除术是指紧贴肿瘤包膜、几乎不带一点肝实质地将肿瘤切除的一种方法。

● 合并严重肝功能损害时，为了避免术后并发症[1]，必须尽量保留肝实质，多适于已合并明显肝硬化的患者。

● 具体地说，多用于 ICG-R15 达 30% 左右、T-Bil 在 17.1~34.2 μmol/L、合并明显肝功能损害的肝细胞癌患者。

术前检查

按照"肝切除术前处理常规"。

● 在需行肿瘤剜除术的有明显肝功能损害的患者中，多数有血小板减少。若血小板低于 50×10^9/L，必须认真讨论是同时切除脾脏，还是先切除脾脏[2]，二期切除肿瘤。

● 在合并明显肝硬化的患者中，都伴随脾亢和门静脉高压症，门静脉系统侧支循环丰富，一般都合并食管 - 胃底静脉曲张。这时，必须认真讨论是同时施行断流术（Hassab 术），还是先行断流术[2]，二期切除肿瘤。

体位

仰卧位。

手术步骤

1 切口

2 腹腔探查

3 肝脏游离

4 确认肿瘤，划定切肝线

5 切肝

6 留置引流管，关腹

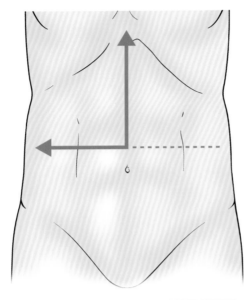

反 "L" 形切开。
必要时向左侧延长, 呈倒 "T" 形切开

图 Ⅱ-ii-12-1　切口

手术技术

1 切口

● 原则上, 取上腹反 "L" 形切口 (图 Ⅱ-ii-12-1)。不但能获得良好的视野, 而且针对术中意外出血, 处理起来也容易些。

● 肿瘤位于左肝时, 取上腹正中切口也可, 取倒 "T" 形切口也可。

● 肿瘤位于 S7 或 S8 时, 反 "L" 形切口也可能不足以显露术野, 这时可延长右侧斜切口, 开胸。

● 即使是小范围切除, 选择切口时, 也不能麻痹大意, 以免招致意外出血或肿瘤破裂。因此, 必须注意肝切除要有足够大的视野。

2 腹腔探查

● 靠近腹壁切断肝圆韧带, 肝侧留长, 以备术中牵引用。

● 探查腹腔, 确认肿瘤没有腹膜种植或远处转移。

● 若肝门淋巴结肿大, 应切除淋巴结, 送术中冰冻病理。另外, 术中超声检查主病灶, 扫描全肝有无新病灶。

3 肝脏游离

必须充分游离肝脏。肝脏硬化时, 质地硬, 肝实质柔软性和顺应性下降, 随着游离操作中的翻动, 肝脏很难变形, 因此, 有时视野很差。术者和助手协调配合很重要。

左手负责展开断面等操作

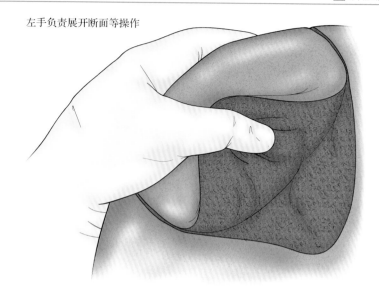

图Ⅱ-ii-12-2 术者左手的作用

- 术者左手要放在待切除部位的后面,尽可能将病变托至切口正中,使视野变浅。
- 另外,游离肝脏时,若遇到扩张的淋巴管,应仔细结扎切断,有利于预防术后腹水形成。
- 在剜除肿瘤时,术者左手必须发挥展开肝断面、指导切肝方向、控制肝断面出血等各种作用(图Ⅱ-ii-12-2)。因此,肝脏游离的程度以不妨碍术者左手动作为目标。

4 确认肿瘤,划定切肝线

- 术者超声检查,明确肿瘤的具体位置,把握肿瘤与周边门静脉和肝静脉的立体位置关系(图Ⅱ-ii-12-3)。由于合并肝硬化,触诊几乎不能发现肿瘤。因此,术者超声是必备的检查。对照术前体外超声结果,术中超声很容易得到相应的图像。另外,在肿瘤显示不清或新病灶定性诊断困难时,术中造影可发挥作用[3,4]。
- 首先,像将肿瘤投影在肝表面上那样,将肿瘤边界在肝表面上标记数点。然后,确定应该切断的 Glisson 分支和肝静脉分支,确定应该保留的脉管,设定切肝线。肿瘤距切线要有足够的距离。在肝表面上标记出切肝线和应该切断的脉管走行(图Ⅱ-ii-12-4)。

A：常规B超检查　　　　　　　　　　　　　　B：术中超声造影

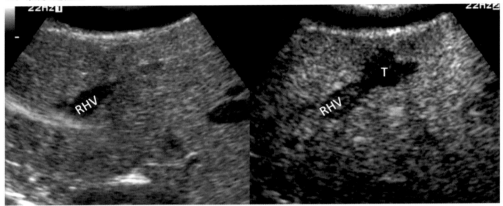

图Ⅱ-ii-12-3 术中超声检查

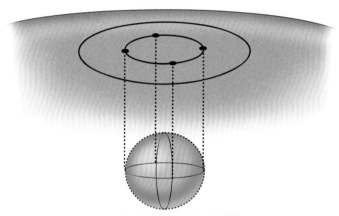

用电刀标定肿瘤在肝表面的投影

图Ⅱ-ii-12-4 标记切肝线

5 切肝

- 关于肝门阻断,多采用 Pringle 法完全阻断入肝血流。先以 Nelaton 导管悬吊肝十二指肠韧带,再以 Fogarty 血管钳阻断。首次阻断前静推 100mg 水溶性氢化可的松,阻断 15 分钟,开放 5 分钟,如此重复。
- 切肝时,术者左手握住肝脏,从左向右、由浅入深切肝。每次将小半圈的肝实质离断到同一深度。切肝时,若在某个点"孤军深入",一旦出血,就很难有清晰的视野了。因此,要像扩大肝断面那样去离断肝实质(图Ⅱ-ii-12-5)。术者用左手拇指、助手用 Metzenbaum 剪尖等配合展开肝断面(图Ⅱ-ii-12-6),同时向深部离断肝实质,从肿瘤后面绕过去。

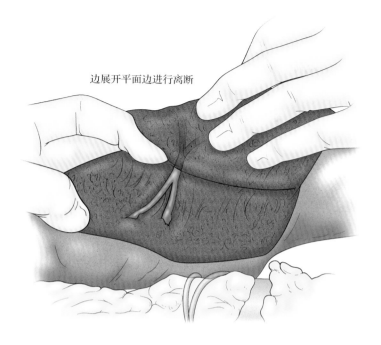

边展开平面边进行离断

图Ⅱ-ii-12-5 切肝的方法

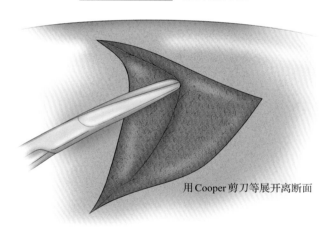

用Cooper剪刀等展开离断面

图Ⅱ-ii-12-6 展开肝断面

手术要点	离断肝实质时,若在某个点"孤军深入",一旦出血,再想要保持清晰的视野就十分困难了。因此,要像摊开肝断面那样去离断肝实质。

●术中可应用超声确认切肝方向和切肝深度。在肝断面的最深处,小心插入血管钳或剪刀,然后对拢肝断面,超声探头搁在切除侧肝表面,就可显

示出肝断面最深处的高回声和后方的无回声。另外,也可在肝断面谷底塞入纱条,然后对拢肝断面,由于纱条中混入了空气,超声就显示肝断面谷底为一条高回声的亮线(图Ⅱ-ii-12-7)。

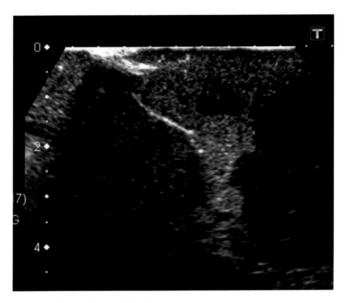

图Ⅱ-ii-12-7 **确认切肝方向和深度**

肝断面谷底混入了空气,呈一条亮线

● 越过肿瘤的最深部位后,在另一侧做同样深度的切开,并在此深度,切断肿瘤背后的肝实质。最后,剜除全部肿瘤。

手术要点	从深面向表面切肝时,切面很容易变浅而切入肿瘤。因此,要稍稍绕得大些,切到肝表面上来(图Ⅱ-ii-12-8)。

6 留置引流管,关腹

确认肝断面上有无出血或胆漏。因为是非解剖性切除,肝断面上发生胆漏的风险较大。

● 笔者都从胆囊管断端插入导管,注入空气做胆漏试验,确认有无胆漏。

● 另外,使用组织黏合薄膜可止血、预防胆漏。肝断面上留置 8mm 软 Pleats 引流管。

● 若术后胆漏发生的风险低,可不留置引流[5]。

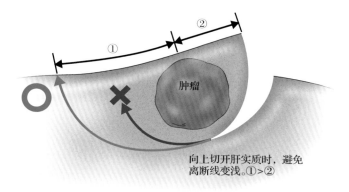

向上切开肝实质时，避免
离断线变浅。①>②

图Ⅱ-ii-12-8 离断肝实质的要点

术后检查

按"肝切除术后处理常规"。

● 在硬化的肝脏上行肝切除后，维持体内水、电解质平衡很重要。为了维持循环中的胶体渗透压，适量给予新鲜冰冻血浆（FFP）和白蛋白制品。另外，适当使用利尿剂，既不能脱水又要保持水平衡。

● 对感染等并发症，要做到防患于未然。若有发生应尽早处理，术后观察患者要仔细。

参考文献

［1］幕内雅敏ほか：肝硬変合併肝癌治療の Strategy. 外科診療 1987；29：1530-1536.

［2］竹村信行：脾摘併用肝切除の功罪．肝胆膵 2008；56：393-399.

［3］Takahashi M, et al: Contrast - enhanced intraoperative ultrasonography using perfluorobutane microbubbles for the enumeration of colorectal liver metastases. Br J Surg 2012; 99(9): 1271-1277.

［4］Arita J, et al: Usefulness of contrast-enhanced intraoperative ultrasound using Sonazoid in patients with hepatocellular carcinoma. Ann Surg 2011; 254(6): 992-999.

［5］Yoshioka R, et al: Predictive factors for bile leakage after hepatectomy: analysis of 505 consecutive patients. World J Surg 2011; 35(8): 1898-1903.

■其他

腹腔镜下左外叶切除

癌研有明医院消化中心肝胆胰外科　**斋浦明夫**

适应证

- 腹腔镜下左外叶切除是腹腔镜下肝切除最定型的手术[1]。目前选择标准是：位于左外叶、距门静脉矢状部和肝左静脉根部有一定距离、直径 <5cm 的肝肿瘤。

- 肝脏游离完全在腹腔镜下完成。也可选择腹腔镜辅助下小切口离断肝实质，此术式在开展腹腔镜下肝切除之初非常有用，熟练后就可改成完全腹腔镜下手术。

体位

仰卧位双腿分开（图Ⅱ-iii-1-1）。术者站在患者右侧。

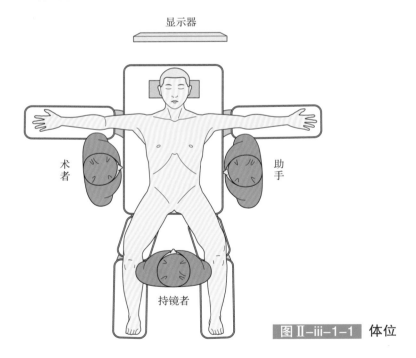

图Ⅱ-iii-1-1 体位

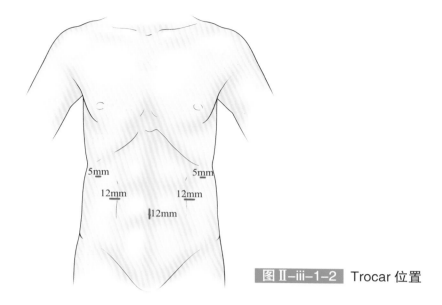

图 Ⅱ–ⅲ–1–2 Trocar 位置

　　脐部插入 12mm Trocar，建立气腹。通常是像图 Ⅱ–ⅲ–1–2 那样需 5 孔。自 12mm 操作孔插入术中超声探头检查全肝，确认术前诊断。因为不能触诊，所以更要仔细探查腹腔。

手术步骤

1 游离肝脏　　　　　　　　　　　　　**2** 离断肝实质

手术技术

1 游离肝脏

　　切断肝圆韧带（图 Ⅱ–ⅲ–1–3）。断端 Endoloop® 圈套器结扎，尾线留作牵引用。尾线经 Endoclose® 引出体外。也可从右侧腋下第 2 孔引出（图 Ⅱ–ⅲ–1–4）。

　　切断肝镰状韧带，继之向左切断左冠状韧带。在切断冠状韧带至左三角韧带时，注意不能损伤左膈下静脉。若左三角韧带很窄，直接切断（图 Ⅱ–ⅲ–1–5）。一旦切断左三角韧带，左外叶就有了良好的活动度。

　　助手将左外叶向左上方展开。这时要注意，不能损伤肝脏，可在钳尖垫TROX 纱布。这样就可清楚显示小网膜的附着处，并且透过小网膜可看见尾状叶（Spiege 叶）。没有必要开放小网膜囊，但要切开肝胃韧带的无血管区（图 Ⅱ–ⅲ–1–6）。

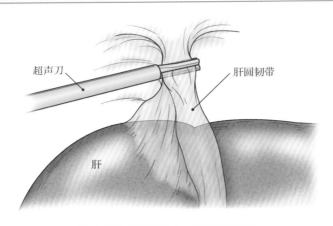

图Ⅱ-iii-1-3 切断肝圆韧带

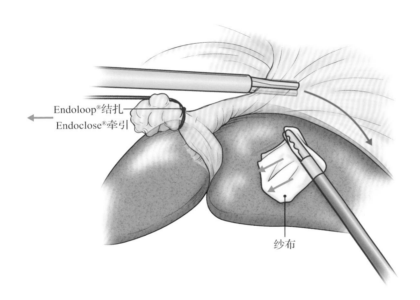

图Ⅱ-iii-1-4 肝圆韧带断端线结引出体外做牵引用

　　在上方要注意肝左静脉。左膈静脉汇入处就是肝左静脉根部,这是一个很好的解剖标志。腹腔镜下左外叶切除时通常不必靠近肝左静脉根部。

2 离断肝实质

　　左外叶切除的肝断面是一平面,平面的上半部分是没有多少脉管的肝实质,平面的下半部分有 S2、S3 Glisson 鞘和肝左静脉呈直线状并列着(图Ⅱ-iii-1-7)。肝断面呈"鱼糕"状,"鱼身子"是肝实质,"托板"的部分相当于 Glisson 鞘和肝静脉。注意,肝静脉根部的损伤是致命的。

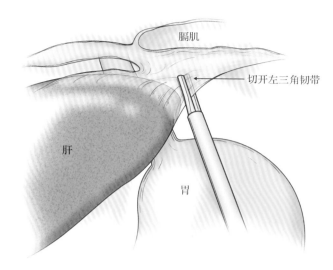

膈肌

切开左三角韧带

肝

胃

图Ⅱ-iii-1-5 切断左三角韧带

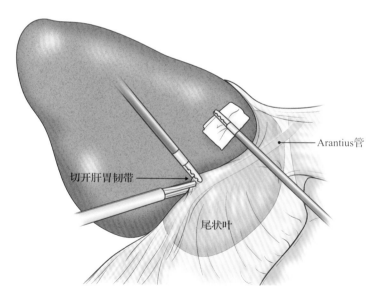

Arantius管

切开肝胃韧带

尾状叶

图Ⅱ-iii-1-6 切开肝胃韧带

■ 前方肝实质的离断

使用 Harmonic Scapel 离断上半部的肝实质（图Ⅱ-iii-1-8）。离断时，可想象着留着"鱼糕托板"，只离断上方"糕身"那样。这时几乎遇不到粗大的 Glisson 鞘，只用超声刀离断即可。

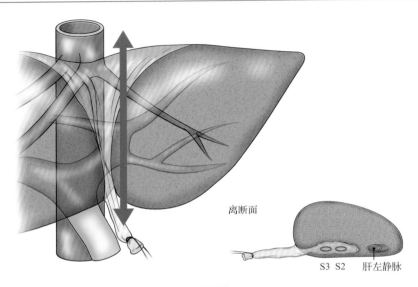

离断面

S3 S2 肝左静脉

图Ⅱ-iii-1-7 切肝线

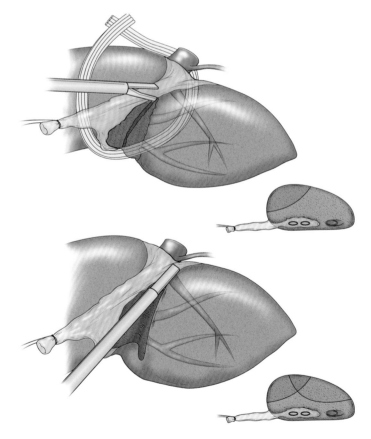

图Ⅱ-iii-1-8 离断腹侧肝实质

手术要点	可将超声刀的活动刀片直接抵住肝实质，传递振动，既可止血又可切开。也可用 CUSA™。

■ 切断 Glisson 鞘和肝静脉

离断上半部后，肝实质就变薄了，然后以 Endo-GIA 从下至上切断。

首先切断了包括 S2 和 S3 Glisson 鞘的结缔组织（图 Ⅱ-ⅲ-1-9）。接着，切断包括了肝左静脉的结缔组织（图 Ⅱ-ⅲ-1-10）。摘出标本。

肝静脉壁薄，要选择薄的钉仓（白色）。标本置入收纳袋后取出。在大肠癌同时性肝转移一期手术时，可延长脐上切口，取出标本。但疼痛轻又美观的切口还是为耻骨上横切口。

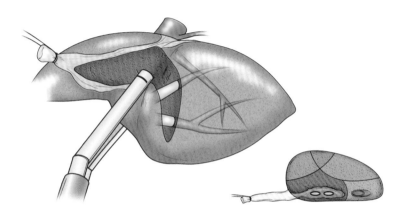

图 Ⅱ-ⅲ-1-9 离断 Glisson 支

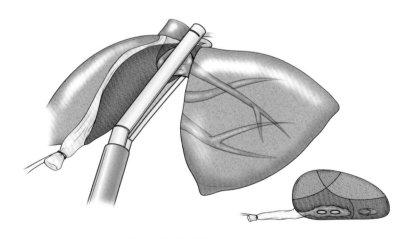

图 Ⅱ-ⅲ-1-10 离断肝静脉

术后检查

按"开腹肝切除术后处理常规"。

参考文献

［1］Kaneko H, et al: Laparoscopic partial hepatectomy and left lateral segmentectomy: technique and results of a clinical series. Surgery, 1996 Sep;120(3): 468-475.

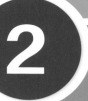

2 腹腔镜下肝部分切除

古贺综合医院消化外科　**古贺伦太郎**

　　自 2010 年 4 月起,腹腔镜下肝部分切除纳入日本医疗保险后,多家医院都能施行该手术了。特别是部分肝切除,一般来说切除范围都比较小,因而较易开展腹腔镜手术。但是,必须注意:病变的位置不同,手术难易度差别很大。

　　本节讲述癌研有明医院是如何安全施行腹腔镜下肝部分切除的。

适应证

- 主要是针对肝细胞癌和转移性肝癌。但是,腹腔镜下手术时,还牵涉到肿瘤个数、大小以及位置等许多问题。
- 主要适应于 S2、S3、S4a、S5、S6 肝表面的病灶,或者是肝脏周边的、直径 <3cm 的肿瘤(表Ⅱ-ⅲ-2-1)。但是,对位于 S4b、S7、S8 的病灶及少数多发病灶来说,若能在肝脏游离和 Trocar 位点选择方面多下点功夫,也可扩大适应证,在腹腔镜下切除(图Ⅱ-ⅲ-2-1)。(日本 S4 亚段记录方式与 Couinand 正相反)

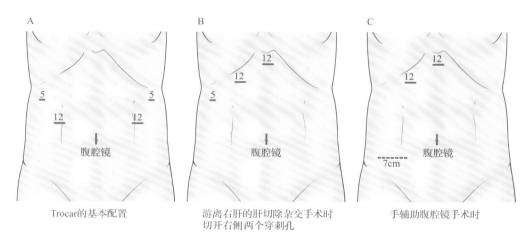

图Ⅱ-ⅲ-2-1　Trocar 位置和配置

术前检查

- 术前检查与通常肝切除一样。但是,由于不能触诊,术前必须仔细确认肿瘤的个数和位置。除了常规的体外超声和 CT 检查外,还应增加 Gd-EOB-DTPA 增强磁共振、超声造影等项目。根据情况,还可考虑 PET-CT 检查,详细检查肝内病灶,确认有无肝外病灶。
- 根据术前影像学图像,选择 Trocar 位点。然后,准备牵引肝脏和切肝器具(图Ⅱ-ⅲ-2-2)。术前还应该与其他医务人员相互切磋、模拟手术。
- 根据肿瘤的位置,体位可选择仰卧双腿分开或左侧半卧位。还要设想加上术中转动手术床,准备好固定用具等。一般来说,左肝肿瘤取仰卧双腿分开体位,右肝肿瘤取左侧半卧位。
- 麻醉同开腹肝切除。气腹压力维持在 8mmHg,但肝断面出血时,可将压力升高到 7.35~8.82mmHg。进气基本上不使用高速模式。

表Ⅱ-ⅲ-2-1　腹腔镜肝切除的适应证

原则上针对单发肿瘤
S2、S3、S4、S5、S6 肝表面病灶,或者是肝脏周边病灶
肿瘤直径 <3cm(左外叶肿瘤 <5cm)
病灶是异时性的还是同时性的不在考虑范围内

表Ⅱ-ⅲ-2-2　腹腔镜下肝切除器械

分离,肝脏游离		超声切割止血刀(LCS)
预先凝固		Dissecting Sealer™ 或 VIO™
离断肝实质	表浅	LCS™
	深层	CUSA™、ENSEAL® 或 LigaSure™

手术步骤

1 插入 Trocar　　　　　　**4** 设置切肝线

2 术中超声检查　　　　　**5** 离断肝实质

3 肝脏游离　　　　　　　**6** 留置引流管,关腹

手术技术

1 插入 Trocar

　　基本思路是在脐部放置镜头,在以病灶为圆心的半周上插入 3~4 个 Trocar(图Ⅱ-ⅲ-2-1)。根据使用的器械,可选 5mm 或 12mm 的 Trocar。

肿瘤位于右肝时,手辅助腹腔镜手术可方便展开视野,这时可在右肋缘下做长约 7cm 的切口,插入 Omniport(瓣膜型气腹通道装置)。

手术要点	Omniport 若太靠近切肝部位，反而限制了手指动作，因此应放置在稍下方的位置。

2 术中超声检查

术中超声检查除了确定病变的位置外,还可以仔细扫描全肝,检查有无新病变。若有新病变,这时要判断能否腹腔镜切除,根据情况,可中转开腹。

病变确认后,还要检查病变与肝内脉管(Glisson 鞘和肝静脉)的位置关系。

手术要点	腹腔镜手术时，由于不能靠触诊来确定肿瘤的位置，要随时超声检查。包括在切肝过程中，也要注意切缘有无靠近肿瘤。

3 肝脏游离

■ 游离右肝(图Ⅱ-iii-2-2)

游离右肝时多采用左侧半卧位,利用右肝的重力进行游离。

术者可站在患者右侧或两腿间操作,同开腹手术一样,从肝脏脏面下腔静脉侧壁开始向外侧切断肝肾韧带。切断右侧冠状韧带后,分离出裸区,然后从下往上分离。以 LCS 为主要器械,其空化作用可以很好地显示出分离层面。

游离到一定程度后,由于重力作用,右肝就自动落向左侧。若有必要,助手可将肝脏托起,压向左侧,就能更好地展开视野了。

手术要点	右肝游离到右膈和肝右静脉根部附近时，视野就变得很差。这时，可将镜头移至右肋缘下 Trocar，从剑突下 Trocar 进行操作，这样游离就显得容易了。

■ 游离左肝(图Ⅱ-iii-2-3)

从切断肝镰状韧带开始,一边注意肝中静脉、肝左静脉汇入处,一边切断冠状韧带。然后由内向外游离。肝左静脉汇入处的左膈下静脉是一个很好的标志。

在左外叶较大的患者中,在切断左三角韧带时,从右侧 Trocar 伸入的器械可能够不着,这时可移至左侧 Trocar 操作。

手术要点	游离时，要留意不能损伤肝静脉的汇入处。此时，膈下静脉是一个很好的标志。

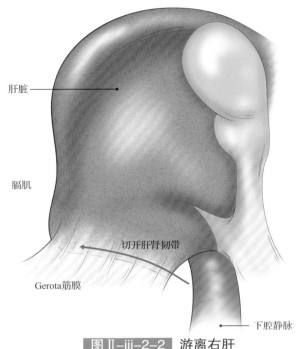

肝脏

膈肌

切开肝肾韧带

Gerota筋膜

下腔静脉

图 Ⅱ-iii-2-2 游离右肝

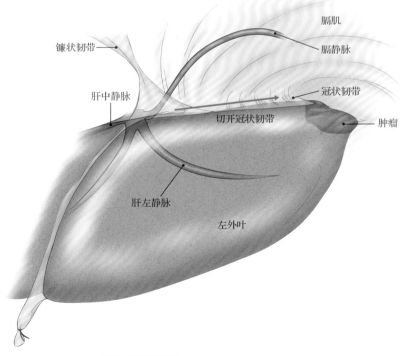

镰状韧带

膈肌

膈静脉

肝中静脉

冠状韧带

切开冠状韧带

肿瘤

肝左静脉

左外叶

图 Ⅱ-iii-2-3 游离左肝（左外叶）

4 设置切肝线

　　腹腔镜手术的特点就是没有触觉。因此,只能依靠术中超声了。虽然说 1cm 左右的切缘一般是足够了,但由于腹腔镜的放大作用,若开始没有设定足够宽的切缘,切肝中可能意外地靠近肿瘤。因此,尽量将切肝线设置得离肿瘤远点。

5 离断肝实质

　　基本上不阻断肝门,预先凝固后,LCS 切开靠近肝表面的肝实质,在深面,可使用 CUSA 破碎肝实质,残留的条索状物(Glisson 鞘或肝静脉)以血管闭合系统或血管夹处理。使用血管闭合系统时,要完全破碎脉管周围的肝实质,然后垂直地处理条索状物。若破碎不充分,处理 Glisson 鞘或肝静脉时可能是沿着其长轴了,这样闭合就不彻底,很容易导致术后出血或胆漏(图Ⅱ-ⅲ-2-4)。

　　离断中随时应用超声检查。确认切肝方向,并保持一定的切缘。

　　周边病灶的切除线比较简单。但从肝表面挖进去离断肝实质时,离断面深度时常不够,这样就容易露出肿瘤,这点要十分注意。

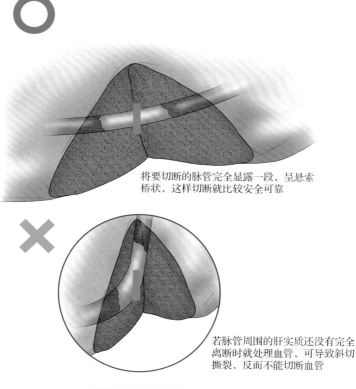

将要切断的脉管完全显露一段,呈悬索桥状,这样切断就比较安全可靠

若脉管周围的肝实质还没有完全离断时就处理血管,可导致斜切撕裂,反而不能切断血管

图Ⅱ-ⅲ-2-4　离断肝实质

标本切除后必须放入收集袋,从脐部切口取出。取不出来时,应延长脐部切口,然后取出。

手术要点	与开腹手术一样,术者和助手要相互配合,对牵肝断面,保持清晰的视野。这是十分重要的。

6 留置引流管,关腹(图Ⅱ-iii-2-5)

仔细检查肝断面,确认止血彻底。腹腔镜手术时,由于有气腹,乍一看出血是止住了,但气腹一解除又开始出血了,因此要仔细检查。

利用戳孔插入引流管,没有最直接的戳孔时,可随着戳孔的切口,直接戳向肝断面,然后留置引流管。

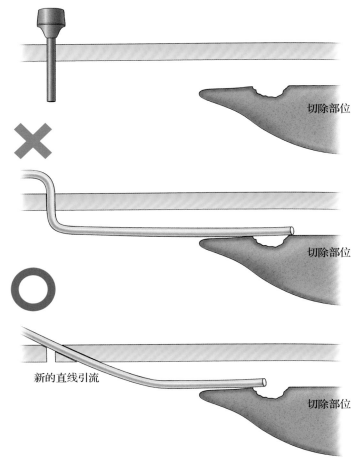

图Ⅱ-iii-2-5 留置引流管

术后检查

　　与通常的开腹肝切除一样,术后注意观察有无出血和胆漏等。

　　万一发生术后出血等需要再次手术时,要以患者安全为第一位,腹腔镜不能解决问题时,应毫不犹豫地开腹探查。

3 合并肝静脉重建的肝切除

癌研有明医院消化中心肝胆胰外科　**斋浦明夫**

适应证

肿瘤靠近或直接浸润了肝静脉根部时,应该考虑合并切除肝静脉。但是,在肝细胞癌的患者中,有报道称即使影像学图像显示肿瘤和肝静脉很接近,多数情况下也能将肿瘤和肝静脉分离开来,而且对患者的长期预后无影响。因此,对肝细胞癌来说,大多数不必合并切除肝静脉。

但是,对大肠癌肝转移就不一样了。影像学图像显示肿瘤比较接近肝静脉时,即使是术后病理检查证实肝静脉没有被侵犯,但这时若去分离,肝断面上也很可能露出肿瘤,很容易造成肿瘤残留。因此,要尽量避免很勉强的分离。这时可考虑合并切除。

- **绝对适应证**:3 支主干静脉都切断时,或者是无淤血的残肝体积 <30% 时。

- **相对适应证**:除此之外,合并肝损伤时,为了降低术后肝功能衰竭的危险,需吻合肝静脉。

- **无须重建的情况**:除去淤血区域的残肝体积很充足时,可不必重建肝静脉。可选择切除淤血区域,或者干脆置之不理。另外,合并门静脉分支栓塞时,也可选半肝切除。吻合肝静脉有几个常见的要求,在达不到这些要求时,才选择以上处理方法。

- **禁忌证**:同常规肝切除。

术前检查

在计算机 3D 模拟图像上计算出肝静脉引流区域的体积。另外,必要时可选超声造影等检查,判断肝静脉的浸润程度[1]。

手术要点	在考虑要不要重建预定切断的肝静脉时, 其目的是保留肝实质的功能。若是引流范围小的末梢肝静脉(第 1 肝门平面以下的肝静脉分支), 通常不必重建。另外, 若手术前肝静脉已发生闭塞, 而且其引流区域多已萎缩, 这时也无须重建。

肝静脉重建的类型

肝静脉重建的类型和方法见表Ⅱ-ⅲ-3-1。人工血管很难保持长期开通，而且抗感染能力差。笔者在进腹后若决定切除一段肝静脉时，都用大隐静脉来重建。若用补片法修补时，都用肝圆韧带补片[2]。

表Ⅱ-ⅲ-3-1 肝静脉重建的类型

切除类型	重建方式	移植物种类
整段切除	直接端－端吻合	
	血管移植物间置法	自体静脉（髂外静脉、左肾静脉、大隐静脉、切除的门静脉／肝静脉）
		同种冷冻静脉
		人工血管
楔状切除	补片法	自体静脉、卵巢／精索静脉、旋转皮瓣、大隐静脉、肝圆韧带

手术步骤

1 离断肝实质

2 吻合肝静脉

手术技术

1 离断肝实质

根据术中超声检查结果，决定最后手术方式。需要使用移植物时，切肝开始前就要做好准备。在保留了肝静脉引流通畅的情况下切肝，肝门阻断时间比通常设置的可稍长些（大约 15 分钟），以供摘出标本和静脉吻合。

完成一个吻合口大约需要 10 分钟的时间，因此通常不需设置转流。虽然说肝门阻断 30 分钟也毫无问题，但是，若估计肝门阻断要超过 30 分钟时，可用 ANTHRON® 导管制作转流。

肝静脉重建前，要松开肝门阻断，让残肝再灌注时间稍长些（10 分钟左右）。然后，再次阻断，摘出标本，马上进行吻合静脉。

手术要点	切除标本只与待切断肝静脉的上、下端相连时，切肝就已结束。

2 吻合肝静脉

■ 整段切除，直接端－端吻合

肝静脉周围的肝实质完全离断后，若残肝的活动性很好，这时可直接端－端吻合[3]。但若勉强吻合，必致闭塞。因此，吻合时千万不能有张力和扭转！图Ⅱ-ⅲ-3-1 是右半肝切除后，肝中静脉、肝左静脉根部复发的大肠癌肝转移病例。包含了肿瘤的待切除侧只与肝静脉相连，合并切除一段肝静脉后，端－端吻合。

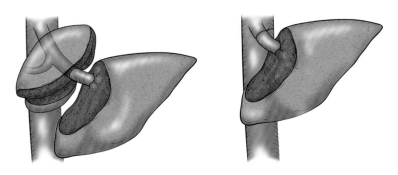

图 Ⅱ-iii-3-1 肝静脉直接端 – 端吻合

手术要点	肝静脉整段切除后的直接端 – 端吻合只适于残肝活动性高、切除长度较短的场合，若勉强吻合，必致血管狭窄甚至闭塞。因此，从安全角度来说，最好是间置一段移植血管。

■ 整段切除，间置移植血管

　　这是最常用的方法。只要在肝门平面以上，都可顺利吻合。此时，包括了肿瘤的肝静脉周围肝实质离断与端 – 端吻合时一样。

● 制作大隐静脉移植血管（图 Ⅱ-iii-3-2）。

　　决定行整段切除时，要事先获取大隐静脉并在 Backtable 上将其制作成粗大的管状移植血管[4]。获取大隐静脉大概需要 15 分钟，之后在 Backtable 上花费的时间较少。可在游离肝脏和切肝开始时制作移植血管。

获取12cm长的大隐静脉

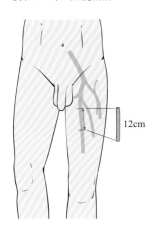

12cm

在Backtable上制作复合移植血管

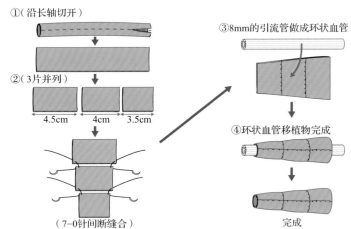

①（沿长轴切开）

②（3片并列）

4.5cm　4cm　3.5cm

（7-0针间断缝合）

③8mm的引流管做成环状血管

④环状血管移植物完成

完成

图 Ⅱ-iii-3-2 制作大隐静脉移植血管

图Ⅱ–ⅲ–3–3 是左、右两肝内共有 14 个转移灶的直肠癌合并同时性肝转移病例。因为左肝也有数处较大的局部切除，切除肝右静脉根部的转移灶时就必须重新吻合肝右静脉。根据术中超声检查，决定行肝右静脉部分切除＋重建后，一边制作大隐静脉移植血管，一边离断肝实质。制作的移植血管和肝静脉口径相当，这是一个非常有用的方法（图Ⅱ–ⅲ–3–4）。

手术要点	将口径大的一端朝向下腔静脉，吻合后血流就很通畅。

■ 楔状切除，补片法重建

肝静脉壁部分切除在半周以下、范围小时，若直接缝合闭锁可导致狭窄，这时可应用补片法修补缺损。即使合并肝静脉楔状切除，也可保证切肝时的肿瘤边界，在侵犯部位的上、下端上血管钳阻断后，切除肿瘤。重要的是，用不是太大的补片修补缺损，即可保持血管长期通畅。

笔者多使用肝圆韧带补片（图Ⅱ–ⅲ–3–5）。肝圆韧带获取很容易，而且可制作足够大的补片，这是其有利点；其缺点是肝圆韧带补片有可收缩性。因此，它不能用作整段血管移植，只能用于修补血管。要想到补片会收缩，

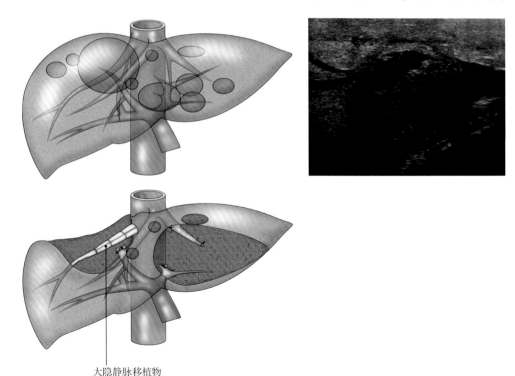

大隐静脉移植物

图Ⅱ–ⅲ–3–3 间置血管移植物重建肝静脉

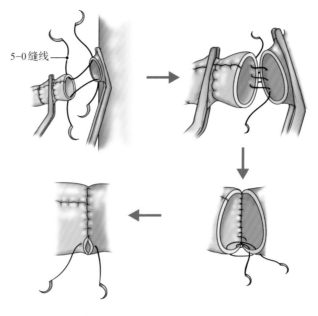

图 Ⅱ-iii-3-4 吻合静脉

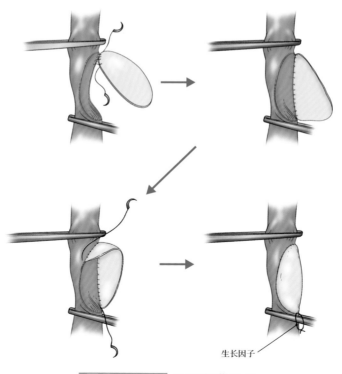

图 Ⅱ-iii-3-5 肝圆韧带补片

所以制作时要稍大些。用 5-0 或 6-0 Prolene 血管缝线 2 点支持法缝合补片。先连续缝合一边，之后修剪去多余的部分，全周缝合完毕后，打结留生长因子。

术后检查

● 原则上同肝切除术后处理常规即可，不必抗凝治疗。每天超声检查重建静脉的血流情况。

● 在绝对需要静脉重建的手术中，若发生闭塞，其结果是致命的。因此，重要的是，必须确认重建的静脉有无血流，其引流区域的门静脉血流有无逆流[5]。

参考文献

[1] Mise Y, et al: Venous reconstruction based on virtual liver resection to avoid congestion in the liver remnant. Br J Surg 2011 Dec; 98(12): 1742-1751.

[2] Saiura A, et al: Usefulness of LigaSure for liver resection: analysis by randomized clinical trial. Am J Surg 2006; 192(1): 41-45.

[3] Nakamura S, et al: Direct hepatic vein anastomosis during hepatectomy for colorectal liver metastases. Am J Surg 1997 Sep; 174(3): 331-333.

[4] Sakamoto Y, et al: Reconstruction of hepatic or portal veins by use of newly customized great saphenous vein grafts. Langenbecks Arch Surg 2004;389(2): 110-113.

[5] Sano K, et al: Evaluation of hepatic venous congestion: proposed indication criteria for hepatic vein reconstruction. Annals of surgery 2002;236(2): 241-247.

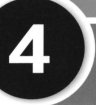

4 合并下腔静脉部分切除的肝切除

古贺综合医院消化外科　**古贺伦太郎**

在解剖学上,肝脏与多个重要血管毗邻。因此,肝肿瘤侵犯这些血管绝非少见。实际上,有手术适应证的病例也许不多。但是,合并血管切除,若技术上可能,也可扩大手术适应证。因此,血管合并切除 + 重建技术是肝脏外科医生必须具备的一项技能。

适应证

- 合并肝静脉癌栓的肝细胞癌、直接浸润肝后下腔静脉的胆管细胞癌或转移性肝癌。但是,无论哪种肿瘤,发展到这一步都属超晚期了,应该仔细检查全身有无肝外病变,慎重地判断有无手术适应证。
- 另外,手术的安全性是绝对要求。为此,要保证比通常肝切除有更安全的肝功能,这是重点。
- 节段性切除下腔静脉时,若肾功能良好,也可无须重建。但是在合并肾功能不全时,必须以自身血管移植或人工血管重建下腔静脉,这点要认真讨论。
- 下腔静脉癌栓或被肿瘤广泛侵犯而不能切除时,在进行其他疗法之前,要认真讨论是否要放置下腔静脉过滤器来防止癌栓脱落导致的肺动脉栓塞。但是,也有不少的癌栓一直延伸至右心房入口处,此时处理起来问题就很多。

术前检查

- 术前 CT 检查明确下腔静脉管壁周径侵犯程度(包括长度和深度),必要时直接下腔静脉造影(顺行性和逆行性)。在需补片修补或血管移植时,术前就要决定获取哪个血管、使用哪种组织的人造血管。
- 3 支肝静脉都被侵犯时,要在 3D-CT 上模拟肝切肝,并计算保留的那支肝静脉的引流区域,并判断有无可能吻合到肝上、下腔静脉上。
- 术前知情同意书上要明确告之术后可能出现下肢水肿、肾功能障碍、下腔静脉血栓形成,以及术中、术后有并发肺动脉栓塞的可能性,还有可能需要抗凝治疗等,要充分告知。
- 事先要和麻醉医生讨论术中可能出现的问题,如输液的量和速度。切肝时要尽量使 CVP 保持在低压状态,但在下腔静脉阻断的过程中,为了保持血压不会有较大波动,又要快速输液。

手术步骤

1 切口

2 术中超声检查

3 肝脏游离

4 显露下腔静脉

5 切肝,获取自身移植血管

6 下腔静脉切除 + 重建

7 留置引流管,关腹

手术技术

1 切口(图 Ⅱ-iii-4-1)

　　通常取可向第 11 肋间延长切开的上腹反"L"形切口。虽然在多数情况下,延长右侧横切口就可获得良好的视野,但由于患者体形各异,有时视野还达不到要求。这时,可沿第 9 肋间开胸,做反"L"形胸腹联合切口。

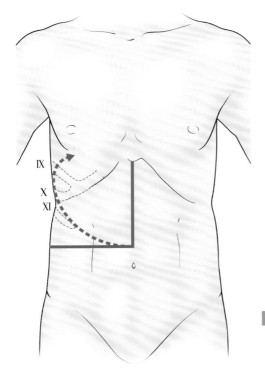

图Ⅱ-iii-4-1 若视野不良,应毫不犹豫地沿第 9 肋间做胸腹联合切口

肿瘤侵犯下腔静脉时,游离右肝比通常的操作要难得多。特别是为了保证肝静脉汇入处有清晰的视野。必须做足够大的切口,这点是十分重要的。

2 术中超声检查

术中超声检查,最后一次确认肿瘤有无侵犯下腔静脉、管壁周径侵犯程度和侵犯的长度等。

3 肝脏游离

为了得到清晰的视野,必须充分游离肝脏。必要时,肝脏左、右两侧都需游离,达到肝脏只与下腔静脉相连的状态。

手术要点	必须分离出下腔静脉浸润部位的上、下端,并悬吊。为了在切除时得到无血视野,也必须结扎切断从后方汇入下腔静脉的腰静脉。

手术要点	下腔静脉被肿瘤浸润时,分离右肾上腺时,视野都比较差。这时,可先分离右侧肾上腺后面与右肾之间的间隙,连同右肾上腺一起游离右肝,这是一个很好的方法(图Ⅱ-iii-4-2)。

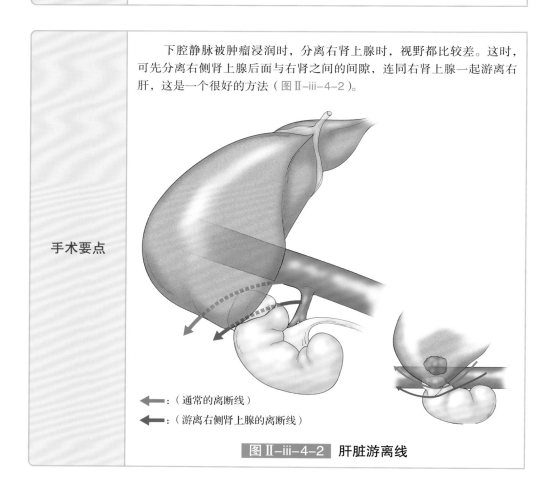

← :(通常的离断线)

← :(游离右侧肾上腺的离断线)

图Ⅱ-iii-4-2 肝脏游离线

4 显露下腔静脉（图Ⅱ-ⅲ-4-3）

悬吊下腔静脉浸润部位的上、下端。尽可能在左肾静脉汇合处的上方悬吊肝下下腔静脉。但根据肿瘤侵犯范围，也可分别悬吊左肾静脉和其汇合处下方的下腔静脉。

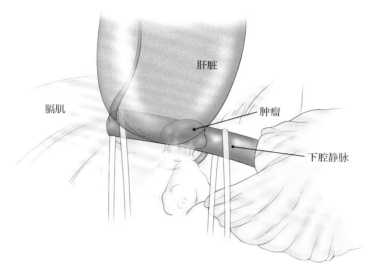

图Ⅱ-ⅲ-4-3 显露下腔静脉

患者左侧观的视野

在上方，要充分游离肝脏。若肝静脉汇入处与浸润部位之间有足够的距离，应紧靠肝静脉汇入处的下方悬吊下腔静脉。

5 切肝，获取自身移植血管

在 Pringle 法阻断肝门下切肝，直至切除侧肝脏只有肿瘤与下腔静脉相连的状态（图Ⅱ-ⅲ-4-4）。

通常是先切肝再切断下腔静脉。也可先侧夹下腔静脉，切断下腔静脉壁。但这时，由于切除侧肝脏的阻挡，视野都很差。

拟行以自身血管移植重建下腔静脉时，必须在切肝前就获取移植血管并在 Backtable 上修整好。

手术要点	若是半肝切除，切除后视野就变得很开阔。但在部分切除时，随着肝实质离断的深入，视野也变得意想不到的差。因此，为了确保视野，在设置切肝线时，就要比肿瘤切缘还要大些。

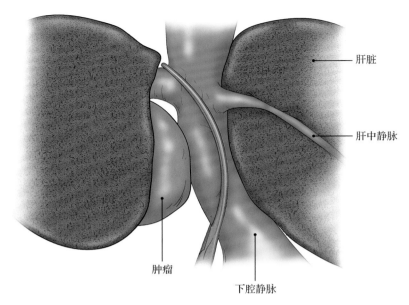

肝脏

肝中静脉

肿瘤

下腔静脉

图 Ⅱ-iii-4-4 肝实质离断后,阻断下腔静脉

6 下腔静脉切除 + 重建

　　标本仅通过肿瘤与下腔静脉连接时,这时可更好地评估下腔静脉切除范围,设计切断线。

手术要点	切除时,若需完全阻断下腔静脉,应先试验阻断 10~15 分钟,确认能维持血压并且没有大的波动。 　　若不能维持血压时,应该暂且解除阻断,嘱麻醉医生快速补充液体。也有报道应用体外循环,但通常情况下下腔静脉周围的侧支循环丰富,若能及时充分补充液体,就无须体外循环。

手术要点	侧夹下腔静脉时,切除后缝合边距的短缩会导致缝合很困难。因此,在上血管阻断钳时,要特别小心,要保留足够的缝合边距。

手术要点	楔形切除时,应该切成纺锤形或菱形,即在长轴方向上,切成跳板那样。直接缝合闭锁时,若血管急剧变窄、内径 <1cm 时,则容易导致术后血栓形成。此时,应考虑补片法修补或干脆切断(图Ⅱ-iii-4-5)。

手术要点

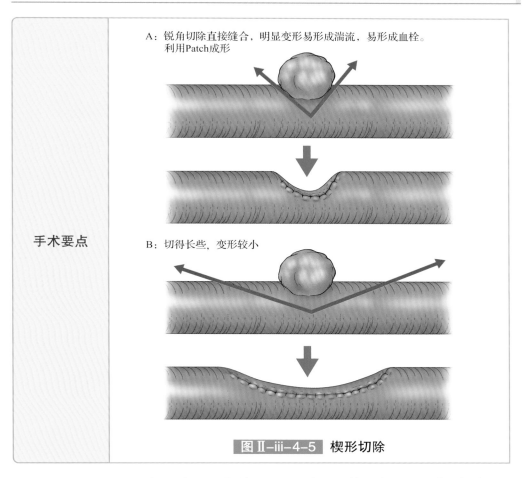

A：锐角切除直接缝合，明显变形易形成湍流，易形成血栓。
利用Patch成形

B：切得长些，变形较小

图Ⅱ-iii-4-5 楔形切除

节段性切除时，在浸润部位的上、下端上血管阻断钳后切断，断端4-0
Prolene连续缝合闭锁。也可用Vascular-GIA切断。这时，要在两侧各缝合
1针做牵引，以备自动缝合切割器击发失败时的应急处理。

节段性切除下腔静脉后，关于切除后是否需要重建，目前还有许多值
得争论的地方。但是，在通常情况下，左肾静脉引流的血液经腰静脉介导、
通过奇静脉通路的侧支循环也很丰富，多数情况下可不必重建。也有散在
报道以人工血管、髂外静脉或大隐静脉等自身血管移植物重建下腔静脉，
但术后血栓形成并发肺动脉栓塞或需抗凝治疗等问题，还没有达成一致的
意见。

7 留置引流管，关腹

术中超声检查肝脏血流情况、下腔静脉内有无血栓形成。确认后彻底
止血，留置引流管。留置位置要慎重选择，不能放在血管附近。

术后检查

● 下腔静脉切断后有效循环容量可减少,导致心率加快,但充分补液即可纠正。术后 2~3 天是体液回填期,要注意保持水、电解质平衡,必要时适当使用利尿剂。

● 密切注意引流液的性状,若有腹腔出血征兆,应立即再开腹探查。

● 下腔静脉切断后,肾脏可有一过性的淤血,从而引起肾功能损伤,要注意尿量、肌酐的动态变化。

● 切除断端或吻合口靠近肝静脉汇入处时,狭窄或血栓形成可引起肝静脉回流障碍,适时超声检查监测。

● 下腔静脉切断后,可引起术后下半身水肿,但随着侧支循环的建立,症状会逐渐好转。下腔静脉的远侧断端内可形成血栓,可堵塞作为侧支循环的左肾静脉 – 腰静脉通路,这时要行抗凝治疗。